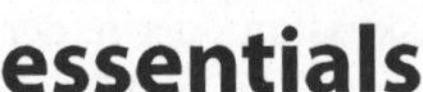

W0255280

essentials liefern aktuelles Wissen in konzentrierter Form. Die Essenz dessen, worauf es als „State-of-the-Art" in der gegenwärtigen Fachdiskussion oder in der Praxis ankommt. *essentials* informieren schnell, unkompliziert und verständlich

- als Einführung in ein aktuelles Thema aus Ihrem Fachgebiet
- als Einstieg in ein für Sie noch unbekanntes Themenfeld
- als Einblick, um zum Thema mitreden zu können

Die Bücher in elektronischer und gedruckter Form bringen das Expertenwissen von Springer-Fachautoren kompakt zur Darstellung. Sie sind besonders für die Nutzung als eBook auf Tablet-PCs, eBook-Readern und Smartphones geeignet. *essentials:* Wissensbausteine aus den Wirtschafts, Sozial- und Geisteswissenschaften, aus Technik und Naturwissenschaften sowie aus Medizin, Psychologie und Gesundheitsberufen. Von renommierten Autoren aller Springer-Verlagsmarken.

Weitere Bände in der Reihe http://www.springer.com/series/13088

Christian H. Sötemann

Telefonische Beratung in Krisensituationen

Hintergründe und Interventionen für Psychologen, Berater und Ehrenamtliche

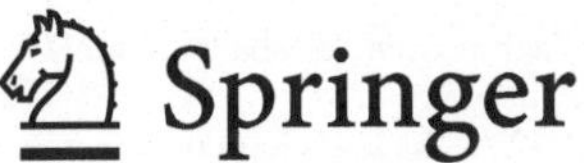

Christian H. Sötemann
Systemischer Therapeut und
Berater (SG)
Berlin, Deutschland

ISSN 2197-6708 ISSN 2197-6716 (electronic)
essentials
ISBN 978-3-658-24565-8 ISBN 978-3-658-24566-5 (eBook)
https://doi.org/10.1007/978-3-658-24566-5

Die Deutsche Nationalbibliothek verzeichnet diese Publikation in der Deutschen Nationalbibliografie; detaillierte bibliografische Daten sind im Internet über http://dnb.d-nb.de abrufbar.

Springer ist ein Imprint der eingetragenen Gesellschaft Springer Fachmedien Wiesbaden GmbH und ist ein Teil von Springer Nature
Die Anschrift der Gesellschaft ist: Abraham-Lincoln-Str. 46, 65189 Wiesbaden, Germany

Was Sie in diesem *essential* finden können

- Eine Erörterung der Besonderheiten telefonischer Krisenberatung
- Eine Darstellung wichtiger Grundlagen der Gesprächsführung in der telefonischen Beratung
- Ausführungen zu ressourcenorientiertem Fragen und Unterstützung im Einsatz von Ressourcen und bei der Entscheidungsfindung
- Hinweise zum Umgang mit verschiedenen akuten Krisensituationen in der telefonischen Beratung

Inhaltsverzeichnis

1 Einleitung

Psychologische Beratung in Krisensituationen ist ein Prozess, in dem bei Entscheidungshoheit der Klientinnen und Klienten ihre Probleme vor einem psychologisch-theoretischen Hintergrund erörtert und mögliche Lösungsszenarien entworfen werden können (vgl. auch Steinebach 2006, S. 13). Neben dem direkten persönlichen Gespräch vor Ort kann der Austausch auch über E-Mails, über Chats von Messenger-Plattformen und auf telefonische Weise stattfinden. Die letztgenannte Form von Beratung soll hier vertieft besprochen werden. Viele Menschen kennen das Angebot der Telefonseelsorge – doch auch andere Institutionen und Träger bieten telefonische Beratung an, oft genug zu spezifischen Themenfeldern (etwa zu verschiedenen Formen von Gewalt) oder an spezifische Bevölkerungsgruppen gerichtet (beispielsweise für Eltern oder Kinder und Jugendliche).

Beratung in Krisensituationen bedarf meist einer methodischen Flexibilität und Offenheit (vgl. z. B. Sonneck 2000, S. 20). Daher fließen sowohl philosophische Gedanken wie auch Elemente aus systemischer Therapie und Beratung, Tiefenpsychologie, humanistischer Psychologie und existenzieller Psychotherapie in die folgende Darstellung ein. Die zentrale Rolle kommt entsprechend dem *Primat des Anliegens* zu, also denjenigen Inhalten, die von den Anrufenden vorgebracht werden.

Im Folgenden wird in der Regel vom häufigen Szenario der anonymen telefonischen Beratung ausgegangen. Je nachdem, ob die Rahmenbedingungen eines telefonischen Beratungsangebotes hiervon abweichen, sind entsprechende Anpassungen vorzunehmen. Darüber hinaus können die Ausführungen in diesem *essential* natürlich keinerlei Anspruch auf Vollständigkeit haben. Psychologische Beratung ist potenziell unendlich komplex, und telefonische Krisenberatung macht da keine Ausnahme – eine vollständige Vorgabe einer Art von Manual für

C. H. Sötemann, *Telefonische Beratung in Krisensituationen*, essentials,
https://doi.org/10.1007/978-3-658-24566-5_1

eine psychologische Beratung am Telefon kann dieser nicht gerecht werden und ein solcher Versuch wird daher auch nicht unternommen. Es ist aber möglich, wichtige Grundlageninformationen und Hinweise zu besprechen, die Beratende als Unterstützung nutzen können, um ihre eigenen spezifischen Herangehensweisen zu finden.

Im Text wechsle ich zwischen weiblichen und männlichen Formen – selbstverständlich gelten alle Darstellungen für jede geschlechtliche Zuordnung.

2 Besonderheiten telefonischer Beratung

2.1 Erkenntnistheoretische Überlegungen zur Beratung am Telefon

Zunächst bietet es sich an, die Besonderheiten der Kommunikationssituation am Telefon mit Blick auf ihre erkenntnistheoretische Basis zu betrachten. Ein solches Verständnis, das an dieser Stelle nur in gebotener Knappheit skizziert werden kann, lässt sich exemplarisch über vier Schritte aufzeigen, indem wir von der direkten Gewissheitssphäre zum Erkennen der Außenwelt, von dort zum Erkennen des Fremdpsychischen überhaupt und schlussendlich zum Erfassen des Fremdpsychischen in der telefonischen Kommunikation übergehen. Wir können so hervorheben, wie sich das am Telefon Mitgeteilte von anderen Erlebnissphären unterscheidet.

Sucht man also zunächst nach einer Gewissheit im Erkennen, so lässt sich sagen:

Mein unmittelbares Erleben ist etwas, das mir unzweifelhaft gegeben ist. Es gehört zu dem, was für mich evident ist, wie zum Beispiel Aussagen, die jedem Zweifel widerstehen: „Etwas ist", „A = A" usw.

Was sich mir in direkter „Anschauung" (vgl. Kant 1974, S. 69 und Schopenhauer 1988, S. 70 f.), in „schlichter Wahrnehmung" (vgl. Becher 2017, S. 24) zeigt, ist in meinem persönlichen Erleben vorhanden. Auch eine optische Täuschung oder ein Verhörer sind ja etwas, das ich unmittelbar erlebe (vgl. Schopenhauer 1988, S. 58). Das gilt unabhängig davon, ob die Welt jenseits meines Erlebens genau so ist, wie ich es annehme.

In dem Moment allerdings, in dem ich meinem Erleben äußere Realität zuspreche und allgemeine Gültigkeit für meine Wahrnehmungen und Urteile

C. H. Sötemann, *Telefonische Beratung in Krisensituationen,* essentials,
https://doi.org/10.1007/978-3-658-24566-5_2

beanspruche, tritt bereits ein Maß an Erkenntnisunsicherheit auf, weil ich behaupte: X ist ein wahres Urteil über die Außenwelt, nicht nur etwas aus meinem rein persönlichen Erleben. Ein solches empirisches Urteil hat nicht mehr die Gewissheit des unmittelbar Gegebenen, sondern höchstens große Wahrscheinlichkeit, weil die Möglichkeiten der Täuschung, unvollständiger Beobachtungen etc. bestehen. Diese relative Erkenntnisunsicherheit wird noch weiter gesteigert, wenn es um die psychischen Zustände anderer Menschen geht – wenn ich etwa Mutmaßungen über die Gefühlslage meiner Gesprächspartnerin anstelle und somit die Ebene der Wahrnehmung meiner äußeren Umwelt verlasse, um in die Sphäre der Interpretation von psychischen Zuständen einzutreten.

Dennoch führt dies in der Alltagswelt zumeist nicht zu Erkenntniskrisen: In der alltäglichen – auch beruflichen – Kommunikation dient uns in vielen Fällen die wahrgenommene Übereinstimmung von Gesagtem und körperlichem Ausdruck als Orientierung, das heißt, verbales und nonverbales Verhalten passen zueinander (vgl. Crisand und Crisand 2007, S. 68). Absolute Gewissheit beinhaltet dies hingegen nicht: Das Problem des Fremdpsychischen in der Philosophie (und auch der Psychologie) widmet sich seit Jahrhunderten der Frage, ob wir rechtmäßig annehmen dürfen, dass unsere Mitmenschen überhaupt wie wir selbst über seelische Zustände verfügen (vgl. z. B. Freud 1913, S. 267 f. und Becher 2017, S. 63 f. sowie Searle 2010, S. 43).

In der konstruktivistischen Philosophie wird entsprechend hervorgehoben, dass es unmöglich ist, die exakt identische Erfahrung anderer Menschen zu machen (vgl. von Glasersfeld 1997, S. 256) – und auch aus Sicht einer existenziellen Psychotherapie beleuchtet Yalom die *existenzielle Isolation,* die eine unvermeidbare Kluft zwischen dem eigenen Erleben und dem von anderen Menschen bezeichnet (vgl. Yalom 1989, S. 421). Wann immer ich das Denken und Fühlen des Anderen nachzuempfinden versuche, bleibe immer ich selbst es, der diesen Perspektivwechsel unternimmt. Letztlich ist also jede individuelle Perspektive eines Menschen einzigartig, und das betrifft somit auch ihr Erleben von krisenhaften Ereignissen. Interpretative Offenheit für diese singuläre Erlebnisperspektive stellt also einen Grundstein für den Umgang mit persönlichen Krisensituationen von Klienten dar.

Die Erkenntnissituation am Telefon stellt nun noch einen weiteren Schritt fort von der direkten Begegnung mit einem Gegenüber dar. Dort sind mir aufgrund der Abwesenheit der nonverbalen Signale eines anderen Menschen, die ich ansonsten vor allem visuell wahrnehmen kann (vgl. Hornschuh 1995, S. 130) allein akustische Reize meiner Gesprächspartnerin gegeben; viele Verhaltensweisen, die uns bei einer Begegnung im direkten Gegenüber unterstützen können, Äußerungen auf eine bestimmte Weise einzuordnen, sind im Telefongespräch nur schwer, wenn überhaupt zu entdecken (vgl. a. a. O., S. 132).

2.2 Zur Grundhaltung in der telefonischen Krisenberatung

Wie ist nun mit der Beschränkung auf eine unimodale Erkenntnisquelle in der telefonischen Krisenberatung umzugehen? Aus dem Fehlen der meisten nonverbalen Informationen und der daraus resultierenden größeren Erkenntnisunsicherheit sollte zunächst keine übermäßig skeptische Haltung abgeleitet werden. Der Auftrag ist die Beratung in Krisensituationen, nicht der intersubjektiv überprüfbaren Wahrheitsfindung. Ein Hinterfragen des Wahrheitswertes des am Telefon Mitgeteilten oder gar Versuche von Ferndiagnosen bergen Risiken in sich, die die Beratungsbeziehung empfindlich belasten können. Gleichzeitig ist natürlich ebenfalls die Seite der telefonischen Beraterin zu berücksichtigen, die aufgrund des Settings größerer Erkenntnisunsicherheit ausgesetzt ist und in verschiedenen Situationen selbst Ambivalenz verspüren mag, ob sie dem am Telefon Mitgeteilten Glauben schenken soll oder nicht.

Das Aufstellen von Hypothesen und Vermutungen in Telefongesprächen ist dabei nicht generell vermeidbar. Es ist jedoch ratsam, eigene Annahmen als das zu registrieren, was sie sind: Hypothesen und Vermutungen. Begegne ich dann dem Gesprächspartner diesbezüglich mit einer (nach-)fragenden, erkundenden Haltung, so zeige ich Interesse, ihn besser verstehen zu wollen. Grundsätzlich sollte das interessierte Nachfragen *nicht* dem Versuch dienen, mutmaßliche Widersprüche in den Äußerungen der Gesprächspartnerin aufdecken zu wollen, sondern, sich auf das mitgeteilte Erleben einzulassen und der Anruferin zuzubilligen, dass sie mit dem Anruf einen womöglich wichtigen Schritt unternimmt, Veränderung in einer krisenhaften Lebenslage herbeizuführen.

In einigen Fällen können dennoch Zweifel bei der Beraterin in einem Maße auftreten, die im Gespräch mit angemessener Vorsicht thematisiert und je nach Verlauf ausgeräumt oder verstärkt werden können. Das Maß an Unsicherheit, das mit dem Setting der telefonischen Beratung einhergeht, ist indes letztlich als dieser immanent zu akzeptieren. Als eine Orientierung kann daher die Maxime ausgegeben werden: *Annehmen, aber nicht übernehmen.* Ich nehme die geschilderten Eindrücke der Gesprächspartner an und realisiere, dass sie auf diese Weise empfinden und denken. *Ihr* Erleben, *ihre eigene Einschätzung der Krise* ist entscheidend. Zugleich muss ich nicht alle Standpunkte der Anruferin automatisch zu den meinen machen, also etwa ihre Meinung zu einem bestimmten Thema unhinterfragt übernehmen. Ich kann von mir empfundene Schwierigkeiten, bestimmte Handlungen und Ereignisse nachzuvollziehen, erkundend in das Gespräch einbringen. Auch bei mir widersprüchlich erscheinenden Darstellungen mache ich diese damit nicht zu den meinen, sondern überlasse es den Menschen am Telefon, ihre Anliegen auf ihre Art und Weise zu schildern und stelle ihnen frei, wie sie meine möglichen Nachfragen beantworten. Sie mögen ihre guten Gründe für ihr jeweiliges Narrativ haben – etwa, um eine andere Person zu schützen, oder bestimmte Einzelheiten, deren Offenlegung ihnen zu unangenehm und belastend wäre, auszulassen. Dies zeigt außerdem, dass die Reduktion auf den akustischen Sinneskanal auch eine Art von Schutzfunktion für die Anrufenden im Sinne größerer Kontrolle eigener Darstellungen bedeuten kann – bestimmte Ereignisse und Themen lassen sich in dieser Form leichter und vertraulicher ansprechen als im direkten Gespräch von Angesicht zu Angesicht. Darin liegt ein wichtiger Grund für die Inanspruchnahme (anonymer) telefonischer Krisenberatung.

2.3 Die Rolle der Stimme in der telefonischen Beratung

Viele – oft längere – Telefonate, die über ein kurzes Informationsgespräch oder eine Terminvereinbarung hinausgehen und somit stärkeren Beratungscharakter haben, fordern die Fachkraft nicht nur fachlich, sondern auch stimmlich. Es ist deswegen sinnvoll, sich Gedanken über die eigene Sprechstimme zu machen. Hilfreich kann es sein, die sogenannte „Indifferenzlage“ der eigenen Stimme zu ermitteln, indem etwa ein entspannt ausgestoßener, bejahender Laut wie ein „mhm“ absichtlich in die Länge gezogen wird und man einen Eindruck erhält, in welchem Frequenzbereich ohne Anstrengung gesprochen werden kann. Derartige Laute können auch kurz vor der Annahme eines Telefongesprächs einige Male produziert werden, um gleich zu Beginn des Telefonats in einer für die eigene Person als auch für das telefonische Gegenüber angenehmen Tonlage zu sprechen (vgl. Kanitz 2009, S. 89 f.). Mit steigender Routine in der telefonischen Beratung bekommen viele Fachkräfte ein Gefühl für eine für sie selbst und die Beratungskonstellation angemessene Tonlage der eigenen Stimme.

Wichtig ist, zu erinnern, dass es keineswegs darum geht, emotional distanziert zu wirken – es kann allerdings vorteilhaft für beide Beteiligten sein, wenn die Anrufenden bereits zu Beginn implizit durch den Stimmklang vermittelt bekommen, dass der Berater sich in der Lage zeigt, auch mit schweren Belastungen und schwierigen Problemen konfrontiert zu werden und nicht gehetzt, desinteressiert oder mit anderen Angelegenheiten beschäftigt wirkt.

2.4 Umgebungsbedingungen in der telefonischen Beratung

Für die telefonische Beratung ist (wie für die meisten anderen Formen von Beratung) eine ruhige akustische Umgebung wichtig. Gelegentlich rufen Klientinnen von unterwegs an – je nach Aufenthaltsort kann es demzufolge zu Störgeräuschen kommen. Wenn möglich, können die Anrufenden gebeten werden, einen in der Nähe liegenden zumindest ruhigeren Ort aufzusuchen. Schwer verständliche Anrufende können – ob es nun an der Lärmkulisse oder einer schlechten Telefonverbindung liegt – gebeten werden, später noch einmal anzurufen, wobei eine Ausnahme hiervon in akuten Krisensituationen vorliegen kann, wenn Folgeanrufe oder der Rückzug in eine ruhigere Umgebung nicht möglich sein sollten, so beispielsweise bei suizidalen Anrufenden, die unter Umständen bereits auf dem Weg zu einem Ort einer suizidalen Handlung sein könnten.

Eine telefonische Beratung findet zudem nicht im luftleeren Raum statt – meistens gibt es ein Team von Fachkräften, deren regelmäßiger interner Austausch ebenso wie eine vertrauliche Supervision von Fällen und anderen Anliegen gewährleistet sein sollte. Oft bedarf es darüber hinaus einer Art von (meistens anonymer) Dokumentation der Telefonanrufe. Je nach Art der Dokumentation sollte hierüber Klarheit bestehen und auch die Frage erörtert werden, wie diesbezüglich Transparenz gegenüber den Anrufenden geleistet werden kann, und wie mit der Ablehnung einer Dokumentation seitens einer Anruferin umgegangen wird.

Überhaupt genießt die Frage der Anonymität in vielen telefonischen Beratungsangeboten eine hervorgehobene Rolle. Hierzu sollten die beteiligten Fachkräfte und ihre Leitungsebene verbindliche Regelungen treffen, wie mit Anonymität und Offenlegung von Identitäten sowohl seitens der Beratenden als auch der Anrufenden umgegangen wird. Insbesondere ist es wichtig, Richtlinien zu besitzen, die eine Orientierung geben, ob und in welcher Form unter bestimmten Umständen und in welchem Umfang Anonymität aufgehoben werden sollte. Diese Frage gewinnt z. B. besondere Bedeutung, wenn als suizidal eingeschätzte Anruferinnen Hinweise auf ihren Aufenthaltsort und/oder ihre Identität geben.

Da häufig in telefonischer Krisenberatung auf externe Beratungsangebote verwiesen werden muss, ist es essenziell, zuvor abzuklären, welche Beratungsangebote (Fachberatungsstellen, andere telefonische Angebote, Krankenhäuser, staatliche Behörden u. a.) hierfür infrage kommen und ob eine (existierende oder neu aufzubauende) Datenbank oder eine andere Liste von Einrichtungen als Basis herangezogen wird.

Im Kontext der Festlegung dieser Umgebungsbedingungen empfiehlt es sich dringend, eine juristisch-fachliche Einschätzung einzuholen, um festzustellen, welche Verantwortlichkeiten in der jeweiligen telefonischen Krisenintervention bestehen. Telefonische Beratung in Krisensituationen benötigt also ihre eigene interne institutionelle Infrastruktur.

3 Grundlagen der Gesprächsführung am Telefon

3.1 Grundsätzliche Herangehensweisen und Haltungen in der Gesprächsführung

Ein wiederkehrender grundsätzlicher Gesprächsverlauf – idealtypisch, ohne allgemeingültig zu sein – besteht in der Thematisierung eines Anliegens des Anrufs zu Beginn mit einem sich anschließenden Fokus auf verschiedene konkretere Aspekte. Hierbei können Handlungsalternativen und Präferenzen erfragt und herausgearbeitet werden, worauf eine erste Entscheidung für bestimmte Interventionen und/oder Vorgehensweisen erfolgt. Zu Beginn des Gesprächs kann daher mit offenen Fragen gearbeitet werden, um die anrufende Person zu einer ausführlicheren Schilderung ihrer aktuellen Krisensituation und den kontextrelevanten Hintergründen zu bewegen. Offene Fragen werden häufig auch „W-Fragen" (Wer, wann, warum usw.) genannt und sollen einen Erzählfluss des Gesprächspartners befördern (z. B.: „Was belastet Sie zurzeit?", „Was möchten Sie besprechen?", „Was hat Sie dazu geführt, bei uns anzurufen?"). Es ist angemessen, offene Fragen dosiert einzusetzen und der Anruferin Raum für die Beantwortung und die eigenen Darstellungen zu geben.

Spezifisch formulierte offene Fragen können ferner zur Anliegenklärung bei Beginn des Gespräches genutzt werden, sofern das Anliegen nicht erkennbar aus den einleitenden Schilderungen des Anrufenden hervorgeht – oder auch ein implizites Einverständnis recht schnell hergestellt werden kann, z. B. wenn der Anrufende nahelegt, einer Entlastung am Telefon zu bedürfen („Heute ist etwas passiert, was mich total umgehauen hat!" usw.). Eine Klärung des Anliegens mittels offener Fragen kann exemplarisch erfolgen, indem sich die Beraterin erkundigt: „Was müsste denn in unserem Gespräch passieren, damit es für Sie hilfreich ist?", „Was würde Ihnen in unserem Gespräch weiterhelfen?" oder auch,

C. H. Sötemann, *Telefonische Beratung in Krisensituationen*, essentials,
https://doi.org/10.1007/978-3-658-24566-5_3

etwas komplexer, „Woran würden Sie denn hinterher merken, dass Ihnen unser Gespräch etwas gebracht hat?“ (vgl. auch Seidlitz und Theiss 2016, S. 128).

Geschlossene Fragen geben Antwortalternativen explizit oder implizit vor und dienen vor allem dazu, eine Entscheidung zwischen vorher thematisierten Alternativen oder eine Klärung von spezifischen Aspekten herbeizuführen („Ihre Tante hat Ihnen also nicht geholfen?“, „Sind Sie mit dem Vorgehen einverstanden?“, „Möchten Sie die Telefonnummer einer Beratungsstelle haben oder lieber zuerst mit Ihrem Therapeuten sprechen?“ usw.) (vgl. dazu a. a. O., S. 104 f.). Sie sind insbesondere bei Entweder-oder-Entscheidungen sowie zum Ende eines Gespräches von Bedeutung. Außerdem sind geschlossene Fragen nützlich, um sich ein Einverständnis einzuholen (etwa zur Dokumentation oder für eine besondere Intervention) oder in dringenden Fällen bestimmte Fakten abzuklären („Haben Sie schon mit dem Jugendamt telefoniert?“). Des Weiteren können sie dazu dienen, abzuklären, welches Anliegen verfolgt oder ob auf einen thematisierten Inhalt näher eingegangen werden soll („Möchten Sie über diesen Streit mit Ihrem Partner sprechen?“, „Sollen wir schauen, welches Beratungsangebot Ihnen weiterhelfen könnte?“ etc.).

Grundlegende Rückmeldungen während eines Gesprächs, die an der klientenzentrierten Gesprächsführung des humanistischen Psychologen Carl Rogers orientiert sind und auch in der telefonischen Beratung Anwendung finden können, sind zudem das Paraphrasieren und das Verbalisieren. Während erstere Rückmeldung kurz das von der Gesprächspartnerin sachlich Geschilderte in eigener Formulierung ausdrückt, wird im Verbalisieren der wahrgenommene emotionale Inhalt formuliert (vgl. Crisand und Crisand 2007, S. 32 ff.). Berichtet die Gesprächspartnerin etwa, einen Termin mit einer Ärztin ausgemacht und diesen dann wahrgenommen zu haben, kann kurz zusammengefasst werden: „Sie sind also zu Ihrer Ärztin gegangen.“ Wichtig ist dabei, nicht bloß ein reines Echo der Gesprächspartnerin zu sein, da ein solches Vorgehen für die andere Seite bisweilen irritierend sein kann. Es können auch Fragmente des Gesagten aufgenommen werden, wie zum Beispiel „Ah, zur Ärztin“ oder Ähnliches. Durch gelegentliches Paraphrasieren an angemessenen Stellen kann den Anrufenden vermittelt werden, dass das von ihnen Berichtete sozusagen auf der anderen Seite „ankommt“. Mit dem Verbalisieren kann mitgeteilt werden, dass man den emotionalen Zustand der Gesprächspartner wahrnimmt, indem zum Beispiel formuliert wird: „Das hat Ihnen Angst gemacht“ oder „Sie haben sich darüber geärgert“. In der telefonischen Beratung ist es bei längeren Darstellungen vonseiten der Anrufenden und darauf folgenden Zusammenfassungen der Fachkräfte oft ratsam, sich der Angemessenheit der Zusammenfassung beim Gesprächspartner zu versichern und das Zurückgemeldete bei Bedarf vom Anrufenden korrigieren zu lassen. Dies kann durch Wendungen wie „Habe ich es richtig verstanden, dass…?" oder „Bitte korrigieren Sie mich, wenn ich da etwas falsch aufgefasst habe, aber ich habe es jetzt so verstanden, dass…" u. a. initiiert werden. Gerade in einem anonymen telefonischen Krisengespräch mit reduzierten Kontextinformationen sollte sich die Beraterin für Korrekturen offenhalten und auf diese eingehen, um dem Narrativ des Anrufers möglichst gerecht zu werden (vgl. Seidlitz und Theiss 2016, S. 91).

Weiterhin spielt in diesem Rahmen das sogenannte *aktive Zuhören* eine Rolle, insbesondere in der auf den akustischen Kanal reduzierten telefonischen Beratung. Diese Signale, dass den Ausführungen des Gesprächspartners gefolgt wird, werden häufig bereits praktiziert, ohne dass sie bewusst platziert werden. Sie können in alltäglichen Gesprächen auftreten, sind aber ebenfalls in der klinischen Gesprächsführung von Bedeutung: Durch genannte kurze Reformulierungen oder auch bejahende Laute wie „mhm", „ja" usw. wird dem Gesprächspartner Bestätigung signalisiert – das Gesagte „kommt an" und wird verstanden (vgl. Schraml 1969, S. 61). Zöge man es am Telefon vor, lange schweigend zuzuhören, so könnte der Anrufer verunsichert werden, ob ihm noch zugehört wird oder ob sogar eine Störung der Verbindung vorliegen könnte. Daher vermitteln bestätigende Äußerungen auf der inhaltlichen Ebene, dass die beratende Person weiterhin zuhört und versichern zugleich auf der technischen Ebene, dass weiterhin eine intakte Telefonverbindung gegeben ist (vgl. auch Seidlitz und Theiss 2016, S. 90).

Wesentlich ist in der Würdigung des von Anrufenden Berichteten die auch schulenübergreifend relevante Haltung der Empathie, die im Bereich der Beratung und Therapie darin besteht, dass der Beratende sich in die subjektive Welt des Klienten einfühlt und dessen emotionalen Zustand so weit wie möglich nachempfindet – und dies zu angemessenen Zeitpunkten auch entsprechend zurückmeldet (vgl. z. B. Rogers 1985, S. 216).

Wichtig ist hierbei, den „als ob"-Charakter der Einfühlung nicht außer Acht zu lassen: Wie wir den vorangegangenen kurzen erkenntnistheoretischen Überlegungen entnehmen konnten, machen wir nicht die direkte Erfahrung des anderen Menschen, sondern bleiben die Person, die *versucht,* sich im Rahmen der gegebenen Grenzen in die Erlebenswelt des Anderen hineinzuversetzen. Aus einer systemisch-therapeutischen Sichtweise lässt sich hervorheben, dass in Therapie und Beratung nicht die Gefühle selbst, sondern eine Kommunikation über Gefühle im Mittelpunkt stehen. Wir haben nie direkten Zugang zu der Gefühlswelt eines anderen Menschen, sondern immer nur zu den von ihm oder ihr *kommunizierten* Gefühlszuständen, so, *wie wir sie im Rahmen des Gespräches verstehen* (vgl. von Schlippe und Schweitzer 2003, S. 73).

Die der Interpretation zugängliche Kommunikation kann dabei bekanntlich verbal und non-verbal erfolgen. Während, wie bereits ausgeführt, ein großer Teil der non-verbalen Kommunikation in der telefonischen Beratung kaum bis überhaupt nicht zugänglich für die Beraterinnen bleibt, so können dennoch Sprachmelodie, Lautstärke der Stimme, Tonfall usw. wichtige Hinweise für den Beratungsprozess aufzeigen, auf die auch innerhalb des Telefongesprächs reagiert werden kann. Im Übrigen wird selbst dann kommuniziert, wenn geschwiegen wird, was in dem häufig herangezogenen kommunikationspsychologischen Axiom Ausdruck findet, dass nicht *nicht* kommuniziert werden kann (vgl. Watzlawick et al. 2007, S. 51).

Wie in allen anderen kommunikativen Situationen dieses Settings kann der Berater um Einfühlung bemüht sein, indem er auf die wahrgenommenen Inhalte interpretativ reagiert. Das, was nicht zu überbrücken ist, nämlich die Einzigartigkeit jeder menschlichen Perspektive, sollte dabei jedoch stets mitgedacht werden. Vernachlässige ich diese Differenzierung zwischen den verschiedenen Erlebnisperspektiven, so gerate ich in Gefahr, mich zu verstricken, indem ich mich übermäßig mit einem anderen Erleben identifiziere und aus der Rolle des Beratenden trete. Das kann zudem geschehen, ohne dass es bewusst abläuft – ein weiterer Grund, warum auch für telefonische Beratung Inter- und Supervision absolut sinnvoll und angemessen, oft gar notwendig sind.

3.2 Emotionale Orientierung in der telefonischen Krisenberatung

Auch bei der Fokussierung auf den akustischen Sinneskanal und dem Fehlen der Wahrnehmung vieler nonverbaler Signale kommt es in Telefongesprächen dennoch zu wahrnehmbaren emotionalen Reaktionen wie Weinen, Lachen usw. (vgl. Sonneck 2000, S. 87). Diese emotionalen Mitteilungen sind im telefonischen Beratungsgespräch weit mehr als nur Begleitgeräusche. Das Benennen, Erfragen und Akzeptieren der Gefühlslage des Anrufers stellt einen wichtigen Aspekt der Beziehungsgestaltung am Telefon dar und kann bereits in sich schon einen entlastenden Effekt für die Anrufenden haben. Es hilft, ein drängendes, einen großen Teil des Erlebens dominierendes Gefühl aussprechen zu können gegenüber einer Person, die da ist und da bleibt, also dieses Aussprechen aushält. Negative, belastende Gefühle nicht tabuisieren und geheim halten zu müssen stellt in fast jeder psychosozialen Beratung und Psychotherapie einen wichtigen Faktor dar.

Daher ist es für die beratende Fachkraft notwendig, die emotionale „Richtung" zu erspüren, in die sich die Gesprächspartner aktuell bewegen. Teilweise werden die Anrufenden ihre Gefühle direkt beschreiben und identifizieren, bei anderen Gelegenheiten kann der Berater seinerseits wahrgenommene (und vermutete) Gefühle der Anrufenden aussprechen („Mein Eindruck ist…"). Als Grundorientierung, um den emotionalen Zustand eines anderen Menschen einschätzen zu können, können die sechs Basisemotionen dienen, von denen angenommen wird, dass sie kulturübergreifend auftreten: Angst, Wut/Ärger, Überraschung, Freude, Trauer und Ekel (vgl. z. B. Rau und Pauli 2004, S. 62). Die Vielzahl anderer komplexer Emotionen stellen demnach Mischformen aus diesen Basisemotionen dar. Aus der hier aufgeführten Reihenfolge der Basisemotionen lässt sich das Initialwort AWÜFTE bilden, das als Erinnerungshilfe dienen kann – eine andere emotionale Grundorientierung wird von Yalom als *schlecht, traurig, wütend und froh* (*bad, sad, mad and glad* im Original) aufgelistet (vgl. Yalom 1998, S. 296).

Entscheidend ist, zu beachten, dass die Komplexität der Emotionen, die bei Gesprächspartnerinnen auch über das Telefon wahrgenommen werden kann, keinesfalls reduziert werden soll; vielmehr geht es darum, einen Eindruck zu erhalten, in welche Grundrichtung diese emotionale Komplexität zur Zeit deuten könnte. Oft genug benötigen wir keine Merkhilfen oder theoretischen Rückgriffe, um einen Eindruck von dem emotionalen Zustand eines Menschen zu bekommen, selbst wenn die Information auf den akustischen Sinneskanal reduziert ist. In Situationen von größerer Ungewissheit kann dieser Hintergrund hingegen eine Unterstützung darstellen. Über ihre Benennung kann eine Orientierung ermöglicht werden, die in der Folge auch mittels Präzisierungen der Anrufenden zu einem verbesserten Verständnis führen kann.

In Krisensituationen dominieren naturgemäß unangenehme Gefühle. Deswegen ist es wichtig, vonseiten der Beraterin solche negativen Emotionen nicht unnötig abschwächen oder gar negieren zu wollen. Sie erfüllen eine wichtige Rolle und sind keineswegs als kontraproduktiv abzuweisen, sondern oft überlebenswichtig, da sie die Funktionen von Warnsignalen haben können (vgl. Noyon und Heidenreich 2012, S. 147). Das ist nicht nur im grundsätzlichen evolutionspsychologischen Kontext zu verstehen, sondern auch mit Blick auf das Alltagsleben, in dem negative Emotionen einen entscheidenden Faktor darstellen, etwas im eigenen Leben verändern zu wollen – und hinsichtlich dieses Veränderungsbedürfnisses entsteht oft genug Beratungsbedarf, der Menschen dazu bringt, ein telefonisches (oder anderweitiges) Angebot zu nutzen, das eben an dieser Stelle Unterstützung anzubieten versucht. All das mag vordergründig selbstverständlich erscheinen; es ist aber dennoch wichtig, sich dies zu vergegenwärtigen, da die dichte Abfolge von entgegengenommen Beratungsgesprächen am Telefon innerhalb einer Schicht eine umfangreiche und geballte Konfrontation mit negativen Gefühlen mit sich bringt, die ohne Frage auch eine Auswirkung auf die Beraterin zeigen kann. Verdeutlicht man sich regelmäßig den Zusammenhang von negativen Emotionen und Beratungsbedarf, so kann dieses Tendenzen vorbeugen, mit der Zeit schleichend ablehnend oder bagatellisierend auf die in Gesprächen vorgebrachten emotionalen Gehalte zu reagieren („Immer diese Klagen!", „Schon wieder ein Anruf mit Rumgejammer!"). Das zeigt gleichzeitig auf, dass die Psychohygiene für Beraterinnen eine wichtige Rolle spielt, um einen kontinuierlich empathischen Umgang mit auch in dichter Folge vorgebrachten emotional negativ gefärbten Anliegen aufrecht- und auch auszuhalten.

In diesem Zusammenhang ist zudem auf die psychoanalytischen Begrifflichkeiten der Übertragung und Gegenübertragung zu verweisen, deren ihrer Komplexität gerecht werdende Darstellung hier natürlich nicht geleistet werden kann – dennoch gibt es Aspekte zu berücksichtigen, die in der Beratungstätigkeit nicht außer Acht geraten sollten. Die Übertragung bezeichnet in der Psychoanalyse einen Vorgang, in dem sich unbewusste Tendenzen und Muster, die in früheren menschlichen Beziehungen bestanden, nun ihrerseits in der psychoanalytischen Therapie unbewusst in der Beziehung zum Analytiker reinszenieren (vgl. Roudinesco und Plon 2004, S. 1064). Entsprechend kann man unter der Gegenübertragung wiederum die unbewussten Reaktionen des Psychoanalytikers auf diese unbewussten Übertragungen der Patientin verstehen (vgl. Laplanche und Pontalis 1999, S. 164). Stark vereinfachend und verallgemeinernd gesprochen kann, wenn wir die telefonische Beratungssituation in den Blick nehmen, auch die Interaktion zweier Stimmen zu unbewussten Reinszenierungen von früheren Beziehungsmustern oder Elementen solcher Muster führen. Die Stimme der Beraterin kann gewissermaßen in dem, *was* sie sagt sowie in der Weise, *wie* sie es sagt, beim Anrufer ein Verhalten in der Beratungsbeziehung hervorrufen, das eine Verbindung zu vergangenen Beziehungserfahrungen aufweist. Gleichermaßen reagiert auch die Beraterin (vor allem unbewusst) auf die vom Ratsuchenden entgegengebrachte Haltung, denn sie hat ja ebenfalls in ihrem bisherigen Leben Beziehungsmuster aufgebaut, zumal solche, die eine Reaktion auf entgegengebrachte implizite Beziehungsangebote darstellen.

Um diese Gedankengänge zu verdeutlichen, mag man das obige Beispiel des klagenden Anrufers, der sich von niemandem in seinem Umfeld verstanden fühlt, wieder aufnehmen. Nun kann dieses Nicht-verstanden-Werden auch im Beratungsgespräch zum Thema werden. Die telefonische Beraterin reagiert dabei ihrerseits nicht neutral, sondern könnte sich an eine nie zufriedenzustellende, ständig Vorwürfe machende Person aus ihrer Familie erinnert fühlen und entsprechend entnervt oder aber auch distanzierend darauf reagieren. All dies muss nicht unbedingt offen im Gespräch zutage treten, sondern kann sich beim jeweiligen

Gesprächspartner in der Gefühlslage zeigen, in der das Gespräch fortgeführt wird, ohne dass eine bewusste Verbindung zu vergangenen Erfahrungen hergestellt wird. Hier kann einmal mehr die Teamsupervision oder gegebenenfalls auch -intervision eine Hilfestellung leisten, solche Zusammenhänge herzustellen und auch emotional nachzuvollziehen. So kann ich für mich zu der Einsicht gelangen, dass bestimmte Arten von Anrufen mich stärker als andere belasten oder gereizt machen und durch entsprechende Psychohygiene darauf nach Kräften einwirken.

3.3 Der Umgang mit Begrifflichkeiten und Diagnosen im Beratungsgespräch

Der Sprache der Gesprächspartnerin sollte während des Telefonats genaue Aufmerksamkeit geschenkt werden. Da, wie bereits beschrieben, alle anderen Sinneskanäle in diesem Setting ausgeschaltet sind, hängt ein gelungener Gesprächsverlauf auch von einem Fokus auf die Formulierungen der Gesprächspartnerin ab. So kann es zum Beispiel relevant sein, als drastisch geschilderte Erlebnisse nicht durch Einschränkungen zu bagatellisieren. Wenn eine Anruferin ein Erlebnis als „furchtbar“ darstellt, ist es kontraproduktiv, im Sinne einer womöglich gut gemeinten, hier aber deplatzierten Beschwichtigung zu entgegnen: „Das hat Sie etwas erschreckt“. *Das Krisennarrativ sollte nicht künstlich verkleinert werden.*

Weil viele belastende Erfahrungen traumatischen Charakter besitzen können, sollte sprachliche Vorsicht und Genauigkeit insbesondere im Umgang mit Beschreibungen des Leidens der Gesprächspartner vorherrschen. So können Begriffe wie „Trauma“ oder „Traumatisierung“ von Anrufenden als unangemessen oder unangenehm empfunden werden. Es gibt dann beispielsweise die Möglichkeit, weniger spezifisch von „extrem belastenden Erlebnissen“ zu sprechen. Andere Anrufende empfinden hingegen die explizite Benennung eines traumatischen Erlebens als „traumatisch“ durch die telefonische Beraterin als eine Entlastung, z. B., weil dadurch bestätigt wird, dass es sich um ein äußerst gravierendes Leiden handelt. Entscheidend ist also, sich an der Bewertung der Klientinnen zu orientieren (vgl. auch Gräbener 2011, S. 105 f.).

Des Weiteren ist es hilfreich, je nach Kontext des Beratungsangebotes darauf zu achten, welche Formulierungen und Begrifflichkeiten die Anrufende vermeidet oder offenbar ungern verwendet. Gerade, wenn Beratung zu erlebten Formen von Gewalt stattfindet, kann es vorkommen, dass Anrufende die ihnen zugestoßene Tat (sexueller Missbrauch, körperliche Gewalt usf.) nicht genauer benennen und beschreiben möchten. Hier kann mit Substituten wie „das, was Ihnen angetan wurde“, „diese Ereignisse“, „die schwer belastenden Situationen“, „dieses schreckliche Erlebnis“ und anderem gearbeitet werden (eine mögliche Ausnahme stellt der Umgang mit Suizidalität dar, s. u.).

Als Grundorientierung kann gelten: *Wörter, die die Anrufende verwendet, können in der Regel auch von der professionellen Helferin am Telefon verwendet werden.* Selbst hier kann es jedoch Fälle geben, in denen sich Anrufende im Verlauf eines Gespräches gegen von ihnen zuvor selbst benutzte Begriffe verwehren. Daher ist es wichtig, gegebenenfalls flexibel reagieren zu können.

Besondere Aufmerksamkeit sollte der Rolle von Selbstbezeichnungen zukommen. Zum Beispiel gibt es für Menschen, die traumatisierende Gewalt erlebt haben, von ihnen selbst verwendete Bezeichnungen, die als richtig erachtet werden, während andere Begriffe von diesen traumatisierten Menschen (teilweise scharf) abgelehnt werden – es ist also nicht irrelevant, ob man vom „Betroffenen“, dem „Opfer“, der „Überlebenden“, dem „Menschen mit Gewalterfahrung“ oder anderem spricht. Daher ist anzuraten, sich nicht auf einen einzigen Terminus festzulegen, sondern individuell auf die Begriffspräferenzen der Anrufenden zu reagieren.

Hat die Beraterin also mit einer Ratsuchenden am Telefon zu tun, die sich auf ihr Anliegen bezogen als Teil einer Gruppe versteht und eine in und von dieser Gruppe gemeinhin gebrauchte Bezeichnung für die Gruppe verwendet – so empfiehlt es sich, diese Selbstbezeichnung zu respektieren und im Gespräch zu verwenden (vgl. Stefanowitsch 2018, S. 55 f.). Gleichzeitig ist die Verwendung von Gruppenbezeichnungen im Gespräch mit einer Einzelperson insofern mit Vorsicht zu behandeln, als darin oft genug die Gefahr der Stigmatisierung liegt. Die Beraterin sollte sich im Umgang mit Menschen, die einer Gruppe zugeordnet werden, immer präsent halten, dass die Individualität dieser Person deutlich über diese Gruppenzugehörigkeit hinausgeht. Die Gruppenbezeichnung sollte also dort Anwendung finden, wo diese Merkmale (beispielsweise Traumatisierung, Gewalterfahrung, psychotherapeutische Patientin usw.) relevant sind, aber nicht in Lebensbereiche ausgedehnt werden, in denen andere individuelle Eigenschaften dieses Menschen im Vordergrund stehen.

Eine Nomenklatur, die in krisenorientierten Gesprächen immer wieder auftritt, ist die der psychologisch-psychiatrischen Diagnostik. Hier ist es wichtig, auf zwei Äußerungsformen hinzuweisen: zum einen den beraterischen Umgang mit diagnostischen Begriffen zur Einschätzung der von der Anruferin vorgebrachten Thematik – und zum anderen die Bewertung von Diagnosen, die vonseiten der Anrufenden selbst ins Feld geführt werden, beispielsweise, weil sie in einer anderen oder früher aufgesuchten Einrichtung des Hilfesystems gestellt worden sind.

Die Relevanz von Diagnosen in der Humanmedizin und im psychotherapeutischen Bereich muss nicht grundsätzlich in Zweifel gezogen werden, wenn man sich vergegenwärtigt, dass Vorsicht geboten ist, aufgrund einiger genannter Symptome bereits eine Festlegung diagnostischer Art zu tätigen. Dies gilt insbesondere für eine telefonische Beratung im psychosozialen Bereich, denn hier ist es ja nicht möglich, ein ausführliches klinisches Interview oder eine intensive Testung durchzuführen. „Ferndiagnosen" sollten daher in aller Regel unterbleiben, selbst wenn eine diagnostische Festlegung vom Anrufer gewünscht sein sollte („Glauben Sie, ich habe X?").

In vielen systemisch-therapeutischen Ansätzen, die die vermeintliche objektive Wahrheit, die Diagnosen oft zugeschrieben wird, kritisch hinterfragen, wird es vorgezogen, von „Hypothesen" zu sprechen – denn Hypothesen verstehen sich nicht als endgültig und sind zudem wandelbar (vgl. Schwing und Fryszer 2007, S. 131). Eine bestimmte geschilderte Problemlage kann nun tatsächlich den Berater zur Annahme einer posttraumatischen Belastungsstörung, einer Depression oder anderem führen, doch sofern man diese Überlegungen als zeitweilige Orientierungen verwendet, die unter anderem beeinflussen, welche weiteren Hilfsmaßnahmen (spezialisierte Beratungsstellen, psychotherapeutische Ambulanzen usw.) man in die Diskussion einbringt, vermeidet man eine voreilige und am Telefon fachlich fragwürdige Festlegung. Daher lassen sich zwar Vermutungen äußern, dass sich möglicherweise ein geschildertes Leiden in eine bestimmte Richtung bewegen *könnte,* aber gleichzeitig sollte Vorsicht walten, eine Diagnose als gegeben festzustellen. Von Extremfällen (wie Suizidalität oder akuter Kindeswohlgefährdung) einmal abgesehen, ist es in vielen Beratungssituationen vorzuziehen, mit den Anrufenden über (Be-)Handlungs*möglichkeiten* statt (Be-)Handlungs*notwendigkeiten* zu sprechen. Dieses trägt nicht nur der eigenen relativen Erkenntnisunsicherheit am Telefon Rechnung, sondern auch der Freiheit der Klientinnen, sich für oder gegen eine diskutierte Maßnahme zu entscheiden. Die Beraterin bietet Orientierung an, die Wege zu weiteren Hilfen oder weiterer Abklärung aufzeigt, anstatt ein endgültiges Urteil zu treffen.

In anderen Fällen werden Diagnosestellungen von Anrufenden selbst eingebracht. In diesem Zusammenhang besteht die Möglichkeit, dass die genannten psychischen Erkrankungen dem Anrufer nicht von einer anderen Einrichtung des Hilfesystems genannt wurden, sondern zusammen mit subjektiven Krankheitstheorien vorgebracht werden. Auch hier sollte die Devise *„Annehmen, aber nicht übernehmen"* verfolgt werden, also die Überzeugungen der Anrufenden wertgeschätzt werden, ohne dass eine eigene definitive Festlegung erfolgt. Hingegen kann durchaus eine fachlich untragbare Behauptung, die der anrufenden Person von anderen Helfern mitgeteilt wurde, inhaltlich entkräftet werden. Behauptet

z. B. ein Therapeut, eine Traumatisierung sei Resultat einer „in einem früheren Leben sich auferlegten Schuld", so sollte fachlich klar Stellung bezogen und diese Behauptung als unhaltbar benannt werden.

Schlussendlich ist in diesem Kontext auf eine möglicherweise angebrachte Abstimmung der Krisenberatung je nach Anruferklientel hinzuweisen. Menschen mit kognitiven Einschränkungen können profitieren, wenn Kriterien der Leichten Sprache stärker berücksichtigt werden. In Gesprächen mit Kindern und Jugendlichen können je nach Anliegen und fallspezifischer Einschätzung andere Gesprächsinhalte von Relevanz sein als in Gesprächen mit Erwachsenen – so ist z. B. vielen Kindern der Einstieg in das Hilfesystem anders zu vermitteln als Erwachsenen, da erstere rechtlich und auch infrastrukturell nur über eine begrenzte Handlungsautonomie verfügen. Darüber hinaus werden die meisten telefonischen Beratungsangebote in irgendeiner Form mit Scherzanrufen oder themenfernen Anliegen konfrontiert. Teaminterne Vereinbarungen und externe Fortbildungen können förderlich sein, um für unterschiedliche Anrufendengruppen und die Vielfalt möglicher Anliegen Herangehensweisen in der Krisenberatung abzustimmen.

3.4 Ressourcen- und lösungsorientierte Gesprächsführung

Eine zentrale Herangehensweise in vielen telefonischen Krisengesprächen ist die Erörterung von Unterstützungsmöglichkeiten, die die Anrufende für sich potenziell zur Veränderung der belastenden Situation nutzen kann. Daher liegt es für die Beraterin nahe, direkt nach solchen Hilfsangeboten zu fragen, sich also zu erkundigen, *was* und *wer* jetzt in welcher Weise hilfreich sein könnte, und ob bereits (aktuell oder in der Vergangenheit) entsprechende Schritte unternommen wurden und zu einer Verbesserung der Situation führten – oder ob in einer ähnlichen krisenhaften Situation in der Vergangenheit bereits hilfreiche Angebote genutzt wurden, und inwiefern diese Angebote auch jetzt, in der akuten Krise, herangezogen werden können (vgl. Sonneck 2000, S. 85).

Dabei besteht immer die Möglichkeit, dass solche unterstützenden Angebote nicht bekannt oder zum gegenwärtigen Zeitpunkt nicht zugänglich sind. Hier kann dann vonseiten der Beraterin eine Anregung erfolgen, wenn dieser entsprechende Handlungsmöglichkeiten bekannt sind. Dieses entspricht dann einem Handlungsratschlag, dessen Annahme und Umsetzung in aller Regel aber den Anrufenden überlassen bleibt (vgl. ebd.).

Natürlich ist ebenfalls denkbar, dass keine der vorgeschlagenen Optionen für die Anrufenden gangbar erscheint. Die Gründe hierfür können vielfältig sein, stehen aber meistens nicht im Vordergrund der Betrachtung. An diesem Punkt kann nun die systemisch-lösungsorientierte Beratungs- und Therapieperspektive eine für das telefonische Beratungsgespräch relevante Herangehensweise darstellen, weil sie sich nicht primär auf direktive Anweisungen oder eigene Vorschläge der Beraterin verlässt. Da dieser Standpunkt von der oft latent zugrunde gelegten Charakterisierung des Beratungsverhältnisses als zwischen einer Expertin, die berät, und einer Klientin, die der Beratung bedarf, abweicht, ist es wichtig, kurz einige der theoretischen Grundlagen einer solchen Haltung zu erörtern, um das Rollenverständnis der Beraterin zu verdeutlichen. Der Schwerpunkt liegt im systemisch ausgerichteten Beratungs- und Therapieverständnis nämlich auf der Berücksichtigung der Autonomie der Klientinnen, die selbst über Annahme und Umsetzung von diskutierten Handlungsmöglichkeiten zu entscheiden haben (vgl. von Schlippe und Schweitzer 2007, S. 39).

Ob es sich um Informationen, die den Anrufenden zur Verfügung gestellt werden, handelt oder aber um die Anregung zur Nutzung von im Gespräch herausgearbeiteten Ressourcen – stets sollten diese Inhalte im Kontext von Handlungs*optionen* erörtert werden. Es sind Möglichkeiten, etwas zu tun, über deren Umsetzung in den allermeisten Fällen der Beratene selbst zu wählen und entscheiden hat. Nur in Notfällen, in denen das Setting beispielsweise der Beraterin eine Intervention bei einer wahrgenommenen Suizidalität des Anrufers erlaubt, kann es dringlich geboten sein, konkrete Handlungsschritte verbindlich einzuleiten. Abgesehen davon ist es zumeist sinnvoll, einen Hauptzweck der Beratung im Angebot der *Erweiterung der Möglichkeiten und des Handlungsspielraums des Anrufers* zu sehen (vgl. z. B. von Foerster in Pörksen 2008, S. 40). Mehr Wahlmöglichkeiten können dazu beitragen, dass ein Mensch in einer Krise die Gelegenheit hat, über alternative Wege nachzudenken, weitere Angebote und Unterstützungsmöglichkeiten in Anspruch zu nehmen, oder aber auch auf eigene, bisher *noch nicht* (vgl. Prior 2002, S. 44 f.) genutzte oder als solche wahrgenommene Ressourcen zurückzugreifen.

In diesem Sinne ist ein Beratungsprozess mit dem in der philosophischen Diskussion oft genug in unterschiedlichen Weisen verwendeten Freiheitsbegriff verbunden. Die Berichte von Anrufenden – wie auch in anderen Beratungskontexten – zeigen häufig eine persönliche Bewertung von deterministischen und freiheitlichen Aspekten, also hinsichtlich dessen, was sich unabänderlich auf diese Art und Weise ergeben hat und dem, was im Rahmen des eigenen Handlungsspielraums entschieden werden kann. Die sich über Jahrhunderte ziehende Auseinandersetzung, ob das menschliche Handeln vollauf determiniert ist oder aber, ob es freie Entscheidungen zumindest in einigen Bereichen gibt, kann hier weder referiert noch beantwortet werden. Stattdessen kann die Differenzierung, die der existenzielle Psychotherapeut Rollo May betont hat, für Beratungsprozesse einen konstruktiven Denkansatz anbieten: wenn nämlich dem Individuum ein Spielraum zugesprochen wird, zwischen Reiz und Reaktion innehalten zu können und eine Entscheidung zwischen mehreren Möglichkeiten zu treffen (vgl. May 1982, S. 191). Auch in einer Situation, in der vielfach determinierende, unbeeinflussbare Faktoren auf das Leben eines Menschen einwirken, können – lebensbedrohliche Situationen, die keine Zeit zum Erwägen eigener Optionen lassen, natürlich ausgenommen – verschiedene Möglichkeiten bewertet und eine der Varianten gewählt werden. Es ist ein Agens einer jeden Beratung, auf diesen Abwägungsprozess zu verweisen und ihn im gegebenen Rahmen zu unterstützen.

Wie können also Ressourcen, die das Potenzial haben, die Handlungsmöglichkeiten der Anrufenden durch das gemeinsame Gespräch zu erweitern, in das Zentrum der Aufmerksamkeit rücken? Es gibt in der lösungsorientierten Gesprächsführung verschiedene Herangehensweisen, von denen einige im Folgenden erörtert werden sollen. Dabei sei hervorgehoben, dass es sich hier nur um einige beispielhafte Ansätze handelt, die weder Anspruch auf Vollständigkeit noch durchgängige Anwendbarkeit haben. Jede Telefonberaterin ist ihrerseits gut beraten, unter Maßgabe des Auftrags und Angebots zu erwägen, welche Formen von Gesprächsführungsansätzen sie mit der notwendigen beruflichen Authentizität umsetzen kann. Das bloße Auswendiglernen von Fragetypen und idealtypischen Gesprächsverläufen ohne Berücksichtigung der eigenen Individualität sowie der des Gesprächspartners würde zu einem für beide Seiten unbefriedigenden Austausch führen.

Ausnahmefragen

Gerade bei als kontinuierlich erlebten Problematiken ist es – bei gleichzeitiger Würdigung der mit der Problemlage verbundenen Belastung – in vielen Situationen lohnenswert, nach *Ausnahmen vom Problem* zu fragen, denn dadurch wird die Aufmerksamkeit auf Zeiten gerichtet, in denen die Anrufenden ihre Ressourcen zur Problembewältigung erfolgreich nutzen (vgl. Caby und Caby 2009, S. 38) – z. B. „Wann gibt es denn Zeiten, in denen Sie X nicht erleben/in denen X nicht ganz so stark vorhanden ist?“

Dabei muss die erlebte Problematik während dieser gefundenen Ausnahmen keinesfalls völlig verschwunden sein: Es ist durchaus sinnvoll, auch Zeiten zu erfragen, während derer das Leiden „weniger schlimm“ oder „nicht ganz so stark ausgeprägt“ ist. Selbst durchgängiges psychisches Leid besitzt in vielen Fällen nicht immer die gleiche Intensität, und so kann zum einen differenziert werden, in welchen Situationen die beklagte Symptomatik quantitativ geringer ausgeprägt ist und zum anderen, wie es den Anrufenden gelingt, solche Ausnahmen herbeizuführen (vgl. Klein und Kannicht 2009, S. 27) – wie etwa durch die Frage „Was machen Sie denn in diesen Situationen anders?" Das bedeutet, zu besprechen, welche Einflussmöglichkeiten der Anruferin gegeben sind, um zumindest in einigen Situationen etwas Linderung zu erfahren. Finden sich auf diese Weise Ressourcen, so kann angeregt werden, diese verstärkt und gezielter einzusetzen. Dabei ist zu bedenken, dass es sich bei solchen Ressourcen oft keineswegs um aufsehenerregende Lebensveränderungen, sondern viel mehr um im Alltag zu praktizierende Dinge handelt, wie etwa, im Park spazieren zu gehen, eine Freundin anzurufen, sich einem Hobby zu widmen usw. Auch solche unspektakulär erscheinenden Ressourcen können Veränderung bewirken.

Zugleich ist darauf zu achten, nicht dort nach Ausnahmen zu fragen, wo es keine geben kann. Der Fokus ist auf den Bereich zu richten, in dem sich die Person, die eine Krisensituation erlebt, als handelnd und wirksam erleben kann. Eine schwere chronische Krankheit, ein in der Vergangenheit erlebtes Trauma haben selbst keine Ausnahmen und sind unabänderbare Faktizitäten. Höchstens kann der Umgang mit spezifischen Aspekten, die sich in Folge des Unabänderlichen zeigen, beeinflusst werden. Deswegen kann es von den Anrufenden als abwertend und despektierlich verstanden werden, wenn mit diesen unabänderlichen Lebenstatsachen so umgegangen wird, als stünde es im Vermögen der davon betroffenen Menschen, diese Dinge zu verändern. Hier spielt – wenngleich oft latent – eine Rolle, ob die telefonische Beraterin selbst in der Lage und willens ist, belastende Lebenslagen Anderer auszuhalten und von einer vordergründigen Tröstung abzusehen. Dieses sollte eine wichtige Voraussetzung nicht nur für die Beratung am Telefon darstellen.

Copingfragen

Eine lösungsorientierte Frageart, die insbesondere dann angewendet werden kann, wenn die Anrufende im Gespräch für sich keinerlei Ressourcen identifizieren kann; wenn also offensichtlich die derzeitige Lage keine hilfreichen Lösungsoptionen und keinerlei Ausnahmen von den erlebten Problemen herzugeben scheint, stellen *Coping-* oder auch *Bewältigungsfragen* dar. Hier kann erfragt werden, wie es diesem Menschen gelungen ist, die Krise bis zu diesem Zeitpunkt auszuhalten. Denn die Tatsache, dass jetzt dieses Gespräch stattfindet, zeigt an, dass die Anrufende es in irgendeiner Form geschafft hat, bis hierhin „durchzukommen" – die Widrigkeiten zumindest so weit ertragen oder bewältigt zu haben, um jetzt noch da zu sein und den Anruf tätigen zu können (vgl. auch Bamberger 2001, S. 52): „Was hat Ihnen geholfen, diese starke Belastung trotz allem zu ertragen?", oder auch: „Wie haben Sie das alles überstanden/überlebt/durchgehalten?"

Diese Fragen können dann je nach Antwort um spezifische Nachfragen ergänzt werden, die in Erfahrung bringen, was in den schweren Zeiten Entlastung gegeben hat. Hätte diese Person nämlich überhaupt keine Ressourcen gehabt, so wäre sie nicht in der Lage, jetzt den Kontakt aufzunehmen.

Coping-Fragen sollten in einen Kontext eingebettet sein, der die Schwere der vorgebrachten Problematik anerkennt. Mit diesen Fragen soll keineswegs Bagatellisierung betrieben werden, sodass suggeriert würde, es sei „alles in Ordnung" oder „doch gar nicht so schlimm". Eher geht es um eine „Überlebensdiagnostik", um Faktoren zur Sprache zu bringen, die dem Menschen in der Krise ermöglicht haben, sein Leben unter den Umständen so gut es irgend möglich war, fortzuführen (vgl. Ludewig 2005, S. 95). Kleine, kurzfristige Entlastungen können dabei ebenfalls identifiziert werden, wenn sie einen Beitrag dazu leisten, mit einer hochgradig belastenden Lebenslage zwar nicht gut, aber zumindest insoweit zurechtzukommen, als dass das Leid diesen Menschen noch nicht völlig zerstört hat.

Normalisierung

Gelegentlich kann es auftreten, dass ein Anrufer das Gefühl beschreibt, mit seiner Problematik als isolierter Einzelfall dazustehen, dessen Schwierigkeiten allen anderen Menschen als sehr befremdlich erscheinen könnten. In solchen Lagen kann eine *Normalisierung* entlastend wirken, das heißt, Formulierungen, in denen die geschilderten Probleme und Belastungen als etwas verstanden werden, das im menschlichen Leben auftreten (und auch zu bewältigen) sein kann (vgl. dazu z. B. Schwing und Fryszer 2007, S. 239). Berichtet man beispielsweise, dass man ähnliche Thematiken schon häufiger am Telefon gehört habe, also eine solche Problemsituation keineswegs nur diesen einzelnen Menschen betreffe, so kann dies zu einer Erleichterung des Gesprächspartners beitragen. Dabei ist jedoch zu beachten, dass auch hier nicht bagatellisiert und relativiert werden sollte. Der Zweck dieser Intervention ist, dem Anrufer zu vermitteln, dass er mit diesem Problem nicht alleine dasteht, und nicht, ihm zu suggerieren, dass er wehleidig sei oder über Dinge klage, mit denen andere Menschen ohne größere Schwierigkeiten zurechtkämen. Das lässt eine Normalisierung in bestimmten Fällen als kontraindiziert erscheinen: dann vor allem, wenn es um erlebte Gewalt und/oder Katastrophen geht. Negative äußere Ereignisse sollen nicht verharmlost werden. Hier würde eine Normalisierung dazu führen, dass sich die Klientinnen unverstanden fühlen (vgl. a. a. O., S. 240).

Reframing

Je nach Definitionsweise kann die Normalisierung eine besondere Form des *Reframings* darstellen, der neuen Rahmung eines besprochenen Erlebnisinhaltes, in der ein vorher negativ bewertetes Handeln oder Ereignis aus einer anderen Perspektive interpretiert wird, sodass auch positive oder sinnvolle Aspekte daran wahrnehmbar werden können (vgl. Klein und Kannicht 2009, S. 27). Unterstützend eingesetzt kann das Reframing z. B. einer selbstabwertenden Darstellung eigenen Handelns des Anrufenden eine Sichtweise hinzufügen, die gute Gründe dafür aufführt, auf diese Weise gehandelt zu haben. Das kann die Betonung des Aspektes von Vorsicht und Selbstschutz sein, wenn der Klient sich Vorwürfe macht, eine bestimmte risikobehaftete Handlung nicht unternommen zu haben. Ebenso kann die Aufrechterhaltung einer bestimmten Symptomatik oder überhaupt das bisherige Vermeiden von Veränderung und den daraus abgeleiteten Selbstvorwürfen alternativ interpretiert werden, sodass betont wird, dass der Anrufer mit den bisherigen Wegen zumindest bis zu diesem Zeitpunkt so gut es eben möglich war die Belastungen bewältigt hat. Psychische Symptome stellen aus systemischer Sicht – in einer Nähe zu tiefenpsychologischen Ansätzen – einen Bewältigungsversuch dar, der empfindliche Nachteile mit sich bringt, aber andererseits ermöglicht hat, mit belastenden Situationen und Konflikten (intra- wie interpsychisch) für einige Zeit umzugehen.

Einmal mehr ist es dabei unerlässlich, darauf zu achten, keine Ereignisse und kein Handeln zu „verniedlichen". Dagegen ist das Reframing allerdings eine mögliche Herangehensweise, um die Komplexität des menschlichen Erlebens und Handelns (und der Unterlassung anderer Handlungen) hervorzuheben und damit aufzuzeigen, dass in vielen Situationen des Lebens Entscheidungen nur unter Mühen zu treffen sind.

Situativ angemessen kann auch die Mitteilung von Komplimenten eine Art von Reframing darstellen. Dies ist gerade dann angebracht, wenn die Lebenswelt der Anrufenden von Abwertung und Geringschätzung dominiert wird, da eine wohlwollendere Perspektive die gewohnte negative Sichtweise durchbrechen kann (vgl. Schwing und Fryszer 2007, S. 240). Allerdings ist es wichtig, dass das Einführen einer solchen wertschätzende(re)n Perspektive balanciert erfolgt, also vermieden wird, Lichtblicke oder Entlastungsmomente als Gesamtlösungen zu verklären. Wenn eine durchgängig negative (Selbst-)Sicht um einige ressourcenvolle Aspekte ergänzt und damit differenziert werden kann, hat das Reframing bereits etwas erreicht. Es kann dienen, Klientinnen auch auf kleinere, vorher unbeachtete Ressourcen und bewältigte Aufgaben aufmerksam zu machen – darf dabei allerdings nicht mit substanzlosen Nettigkeiten und vorgeheuchelten Plattitüden verwechselt werden (vgl. a. a. O., S. 241).

Einsatz von besprochenen Ressourcen
Werden nun Ausnahmen von krisenhaften Situationen oder anderweitige Ressourcen im Rahmen des Beratungsgespräches hervorgebracht, so kann angeregt werden, die von den Anrufenden herbeigeführten Ausnahmen von der Problematik, die eigenen Beiträge zu von ihnen als weniger schlimm erlebten Zeiten oder ganz allgemein ihre Ressourcen, gezielter und verstärkt einzusetzen. Gemäß einer in der lösungsorientierten Kurzzeittherapie weit verbreiteten Anregung (vgl. de Shazer 1988, S. 86) kann die Beraterin dem Anrufenden empfehlen, mehr von dem zu tun, was Entlastung, Symptomverbesserung, Unterstützung usw. bringen kann. Aus systemischer Perspektive können zudem Veränderungen einzelner Aspekte oder Lebensbereiche weitere Veränderungen in anderen Bereichen und auch im Gesamterleben nach sich ziehen. Wie bereits erwähnt, wird damit keineswegs einer im Rahmen eines einzelnen Telefongesprächs ohnehin zumeist als unrealistisch zu bewertenden „Heilung“ der Weg gebahnt, wohl aber die Möglichkeit befördert, *Linderung* zu erleben, oder aber darüber hinaus überhaupt das Gefühl zu bekommen, dass sich in einer verfahren erscheinenden Situation etwas verändern kann. Entscheidend ist dabei, dass sich die leidende Person als Handelnde erlebt, als ein Mensch, der etwas be*wirken* kann, der, wie bereits dargelegt, über Möglichkeiten verfügt, so oder anders zu handeln.

3.5 Entscheidungsfindung

Es ist leider selten der Fall, dass sich in einer Beratung besprochene Handlungsmöglichkeiten als Ideallösungen herauskristallisieren, die ihrerseits keine negativen Aspekte beinhalten. Einen bestimmten Weg einzuschlagen heißt zugleich, einen anderen Weg *nicht* zu wählen. Dabei muss häufig auf Gewohntes oder Vorteilhaftes verzichtet werden, um eine bedeutsame Veränderung zu erreichen. Diese Wahl zu treffen stellt für viele Beratungsklienten eine schwere Entscheidung dar, die in ihrem Gewicht von der Beraterin gewürdigt werden sollte. Gleichzeitig gelingt es im Leben in vielen Situationen nicht, sich eine ganze Reihe von Optionen, die sich teilweise widersprechen, offenzuhalten, und so ist mit der Wahl einer bestimmten Option der Verzicht auf andere verbunden. Jede Entscheidung für eine bestimmte Handlung schließt andere Handlungen aus, die nicht gleichzeitig durchgeführt werden (vgl. Yalom 2002, S. 163 sowie Noyon und Heidenreich 2012, S. 118). Der Entschluss stellt oft eine Abwägungsentscheidung dar, und die nicht gewählten Wege können ihrerseits ebenfalls Vorteile aufweisen, die aber mit der getroffenen Entscheidung nicht mehr in Anspruch genommen werden können. Zum Beispiel kann eine Partnerbeziehung, die die Anrufende als destruktiv und nicht mehr zu retten beschreibt, logischerweise nicht zugleich beendet und aufrechterhalten werden. Eine Beendigung der Beziehung bedeutet also zumeist auch einen Verzicht auf ein Maß an Sicherheit, auf gewohnte Tagesabläufe, womöglich ebenfalls auf geteilte Güter (wie die gemeinsame Wohnung usw.). Was sich rein rational betrachtet als Widerspruch zeigt, ist wiederum auf der emotionalen Ebene mit starken Ambivalenzen verbunden.

Eine abgeschlossene Entscheidungsfindung, die zeitweilig beraterisch begleitet wird, beinhaltet damit nicht allein die Einzelheiten des getroffenen Entschlusses, sondern womöglich ebenfalls die Auseinandersetzung mit dem, was nun nicht mehr realisierbar ist. Auch hier kann sich daher Trauer und Enttäuschung einstellen, insbesondere, wenn man lange gehofft hat, unterschiedliche Handlungsmöglichkeiten in irgendeiner Form miteinander vereinbaren zu können. Die Beratung kann ihrer Natur nach der Anrufenden diese schwere Entscheidung nicht abnehmen. Zwar ist es möglich, die Vor- und Nachteile verschiedener Entscheidungen gemeinsam abzuwägen oder nach Kompromissen zu suchen, die möglichst viele Aspekte verschiedener Handlungswege integrieren, doch die endgültige Entscheidung sollte stets bei der Anruferin verbleiben. Besser ist es, die Bedeutung und die Last solcher Weggabelungen klar anzusprechen und zu würdigen – gleichzeitig jedoch die Verantwortung für die Entscheidung bei der Klientin zu verorten. Bei aller Empathie und Unterstützungsbereitschaft kann die Beraterin die Notwendigkeit auch zu qualvollen Entscheidungen nicht ungeschehen machen, und es bestätigt sich die grundlegende psychologische Einsicht, dass sich Ambivalenzen und Konflikte im menschlichen Leben nicht grundsätzlich vermeiden lassen (vgl. von Schlippe und Schweitzer 2003, S. 181).

Selbst, wenn ich vermeide, mich auf eine der Veränderungsoptionen festzulegen, behalte ich die aktuelle Situation bei und verzichte darauf, sie aktiv beeinflussen zu wollen. Das Vermeiden eines Interventionsversuchs bedeutet damit, zu wählen, „wie bisher“ weiterzumachen. Wenn ich andererseits eine andere Person entscheiden lasse, so repräsentiert dieses Delegieren ebenfalls eine Wahl. Denn auch wenn die Beraterin der Anruferin die Entscheidung abnehmen wollte – was zu schwierigen Verstrickungen führen kann –, so verbliebe der Entschluss, ihren Vorschlag anzunehmen oder abzulehnen, letztendlich doch bei der Ratsuchenden. Auch anderen Personen aus dem eigenen Umfeld die Auswahl einer Handlungsoption zu überlassen, beinhaltet eine Festlegung – allerdings eine solche, in der die Gefahr besteht, eigene Einflussmöglichkeiten auf den Verlauf der sich einstellenden Veränderungen aus der Hand zu geben. Es ist daher für die telefonische Beraterin wichtig, einerseits die Anrufenden nicht zu belehren, andererseits aber anzuregen, zu reflektieren, welche Konsequenzen es haben könnte, anderen

Menschen ein solches Gradmaß an Entscheidungshoheit einzuräumen. Meistens dürfte dieses Verschieben der Verantwortung höchstens kurzfristige Entlastung verschaffen, da mittel- und längerfristig hierdurch neue Konflikte entstehen und im Übrigen dadurch der Maxime von Foersters, so zu handeln, dass die Handlungsmöglichkeiten vergrößert werden, nicht entsprochen wird. Man darf daher davon ausgehen, dass in den meisten Fällen der Beratungsprozess ein solches Verschieben der Entscheidungsgewalt nicht befürworten oder zumindest kritisch reflektieren sollte.

Für das Aufrechterhalten der aktuellen Konstellation können dabei durchaus verständliche Gründe vorliegen. Im Beratungsverlauf kann sich zudem herausstellen, dass zwar Veränderung gewünscht, jedoch zu diesem Zeitpunkt noch nicht realisiert werden kann oder soll. Daher ist es auf Seite der beratenden Fachkraft wichtig, im Blick zu halten, dass eine Wahl von Handlungsalternativen nicht oder zumindest nicht abschließend im Telefongespräch vollzogen werden muss. Gerade eine telefonische Beratung, die niedrigschwellig, vielleicht auch anonym und jedenfalls außerhalb des Prozesses eines längeren, aufeinander aufbauenden Beratungsverlaufs, stattfindet, kann für die Beratenden einen Eindruck von Unabgeschlossenheit hervorrufen. Dies ist aber dem Setting insofern geschuldet, als nur ein kurzer Einblick in das Problemerleben des Klienten gegeben ist. Es wäre kontraproduktiv, eine Entscheidung oder wenigstens ein Bekenntnis dazu erzwingen zu wollen, nur um für sich selbst das Gefühl eines abgerundeten (kurzen) Beratungsprozesses zu bekommen. Mehr als in anderen Konstellationen muss sich die Fachkraft hier damit arrangieren, in den weiteren Entwicklungsprozess nicht mehr einbezogen zu sein. Insbesondere deshalb empfiehlt es sich, sich die Entscheidungsautonomie der Klientin immer wieder auf das Neue zu vergegenwärtigen. Unangenehme Gefühle aufgrund der Unmöglichkeit, längerfristig die Problembereiche mit der Klientin bearbeiten zu können, sprechen für eine Thematisierung in Super- und/oder Intervision, nicht für ein vermeintlich pragmatisches Aufbrechen des Settings. In diesem Zusammenhang ist es ebenfalls kontraindiziert, mutmaßliche Widerstände im tiefenpsychologischen Verständnis innerhalb einer telefonischen Krisenberatung unbedingt mit dem Anrufer bearbeiten zu wollen, obwohl sie eigentlich Inhalte einer umfassenderen therapeutischen Behandlung sein sollten. Zwar können Konflikte, die mit Krisensituationen und Handlungsmöglichkeiten verbunden sind, thematisiert werden, aber dies macht nur insofern Sinn, als eine Verbindung zu der Reflexion von Handlungsalternativen in der Krisensituation hergestellt werden kann. Bei allen Abwägungen, bei allem Beleuchten der Lage aus unterschiedlichen Perspektiven sollte nichts unternommen werden, was eine Anruferin aktuell destabilisiert und in ihren konstruktiven Handlungs- und Entscheidungsmöglichkeiten einschränkt.

Umgang mit besonderen Krisensituationen in der telefonischen Beratung

4

4.1 Umgang mit stark belasteten (traumatisierten) Anrufenden

Auch am Telefon bedarf es gelegentlich Notfallinterventionen, um die Anrufenden in einer akuten psychischen Belastungssituation zu unterstützen. Hier kann auf die Ebene des unmittelbar Gegebenen zurückgegriffen werden, die bereits in den erkenntnistheoretisch orientierten Überlegungen diskutiert wurde. Die Gewissheitssphäre dient dann jedoch nicht einem erkenntnistheoretischen Hinterfragen, sondern dem Finden eines festen autobiografischen Standpunktes in der Gegenwart, der verdeutlicht, dass traumatische Situationen der Vergangenheit angehören und nicht fortbestehen. Entsteht also der Eindruck, durch ein bestimmtes Gesprächsthema oder auch eine bestimmte Begrifflichkeit oder einen anderen Hinweisreiz könnte der Gesprächspartner an traumatische Ereignisse seiner Vergangenheit erinnert und damit „getriggert" worden sein, so gibt es die Möglichkeit, in der Gesprächsführung die Aufmerksamkeit des Anrufenden zurück auf die gegenwärtige Umgebung und Situation zu richten, indem man ihn Elemente daraus schildern lässt (vgl. etwa Gräbener 2011, S. 123; auch z. B. Kerger-Ladleif 2012, S. 183).

Der Gesprächspartner kann also auch am Telefon angeregt werden, Aspekte seiner momentanen Umgebung zu beschreiben – wie etwa die Möbel (und ihre Farben) in seinem Zimmer zu benennen, zu beschreiben, was er sieht, wenn er aus dem Fenster oder auf den Tisch schaut, die Bilder, Teller oder Pflanzen im Raum zu zählen usw. Die Aufmerksamkeit wird weg von traumatischen Elementen hin zur aktuellen Umgebung gerichtet und dem Gesprächspartner kann dadurch verdeutlicht werden, dass er sich in diesem Augenblick in einer anderen Situation befindet als der früher erlebten traumatischen, und dass diese Situation nicht von ähnlicher Ohnmacht und Unsicherheit geprägt ist: Es besteht

C. H. Sötemann, *Telefonische Beratung in Krisensituationen,* essentials,
https://doi.org/10.1007/978-3-658-24566-5_4

keine aktuelle Gefahr, und der Anrufende hat Kontrolle über seine unmittelbare Umgebung. Aus diesem Grunde sollten während einer solchen Reorientierung keine vergangenheits- und biografieorientierten Fragen gestellt werden. Allein das Hier und Jetzt steht im Zentrum.

Natürlich greift eine solche Maßnahme nicht in einer aktuellen Gefahrensituation und sollte nur bedacht werden, wenn vor dem Hintergrund des bisherigen Gesprächsverlaufs davon ausgegangen werden kann, dass der Gesprächspartner sich aktuell in keiner akut gefährlichen Lage befindet. Auch gibt es Situationen, in denen das Gegenüber am Telefon bereits so stark dissoziiert und sich damit aus der gegenwärtigen Lage psychisch entfernt hat – in diesen Fällen kann den Anrufenden im Beratungs- oder Therapiegespräch eine Reorientierung durch das Benennen von einfachen Fakten erleichtert werden. Selbst wenn in der telefonischen Beratung den Beratern diese Fakten nicht allesamt bekannt sind und beispielsweise in einem beidseitig anonymen Beratungskontext weder der eigene noch der fremde Name benannt werden können, so gibt es doch zumindest die Möglichkeit, das heutige Datum samt Uhrzeit, die eigene Rolle und Profession und andere Aspekte (etwa aus dem bisherigen Telefonat entnommene Daten über die anrufende Person, wie das Alter) anzuführen, um die Gesprächssituation gegenüber aufgekommenen traumatischen Erinnerungen in den Vordergrund zu rücken (vgl. dazu auch Gräbener 2013, S. 124).

Weitere Möglichkeiten, die Gesprächspartnerin darin zu unterstützen, aus belastenden Erinnerungen und Gefühlen herauszufinden und die Reorientierung auf die Gegenwart hin zu fördern, sind z. B. Empfehlungen wie Pfefferminzbonbons oder andere bei Bedarf noch stärkere – dabei gleichzeitig unschädliche – Lebensmittel zu nutzen, um durch die Eindringlichkeit dieser Geschmacksempfindungen ganz auf diese gegenwärtigen Eindrücke gerichtet zu werden (vgl. Huber 2015, S. 21 f.). Auf diese Weise kann die Intensität der momentanen Empfindungen helfen, sich von unangenehmen Gefühlszuständen zu lösen.

Selbst wenn in vielen aktuellen psychotherapeutischen Debatten die Gefahr besteht, das Konzept der „Achtsamkeit“ überzustrapazieren – Allheilmittel gibt es in Psychotherapie und psychologischer Beratung nach wie vor nicht –, so kann die Refokussierung auf das Erleben in der Gegenwart auch dadurch befördert werden, indem angeregt wird, alltägliche Bewegungen, die wir ansonsten automatisch ausführen, stark verlangsamt und bewusst zu tätigen – sei es, den einen Fuß vor den anderen zu setzen, sich ein Glas Wasser einzuschenken, die Zähne zu putzen oder auch nur, die Hand langsam in einer Bewegung auf den Tisch zu legen und dessen Festigkeit zu spüren usw. (vgl. auch a. a. O., S. 20). Im Kontrast hierzu ist in solchen Situationen von imaginativen Verfahren meist abzuraten, da durch sie eher eine Entfernung von der realen Situation gefördert wird. Diese Verfahren machen nur dann Sinn, wenn die Anrufende sie für sich selbst bedarfsbezogen mit eigener Kontrollhoheit einsetzen kann. Aus diesem Grund kann eine niedrigschwellige telefonische Krisenberatung zwar im angemessenen Rahmen *Aspekte von Methoden* aus verschiedenen Formen von Traumatherapie aufnehmen, aber in aller Regel *keine Traumatherapie als solche* leisten.

Sind entsprechende Kenntnisse bei der Fachkraft vorhanden, so kann Anrufenden außerdem vorgeschlagen werden, für sich einen „Gegenwartsanker" zu finden (vgl. Ehring und Ehlers 2012, S. 9). Das ist ein Gegenstand, der mit der sicheren Situation in der Gegenwart verbunden wird und somit eine klare Distanz zu den traumatisierenden Ereignissen verkörpert (wie z. B. eine Figur, ein aktuelles Foto, ein neuerer Haushaltsgegenstand usw.).

Solche Interventionen sind nicht als exakt umzusetzende Verschreibungen, sondern als Anregungen zu verstehen, um dem Anrufenden zu einer Entlastung zu verhelfen. Generell ist es sinnvoll, sich mit einigen Grundlagen zu den Themen Traumatisierung und Traumafolgen auseinanderzusetzen, da sie in einer telefonischen Beratung in Krisensituationen mit hoher Wahrscheinlichkeit irgendwann in den Mittelpunkt rücken.

4.2 Umgang mit suizidalen Anrufenden

Eine weitere mögliche Notlage besteht, wenn die beratende Fachkraft vermutet, dass Suizidalität bei dem Gesprächspartner vorliegen könnte oder die suizidalen Gedanken und/oder Pläne direkt von diesem benannt werden. Hier ist eine anonyme telefonische Beratung in einer besonders schwierigen Situation, da sie die in anderen klinischen Kontexten üblichen Einschätzungen von Absprachefähigkeit und Distanzierungsfähigkeit (vgl. Noyon und Heidenreich 2013, S. 138) mit Blick auf die Suizidgedanken und -pläne nicht im selben Maße durchführen kann, da ja verschiedene notwendige Informationen ebenso wenig gegeben sind wie ein unmittelbares Aufeinandertreffen von Beraterin und Klientin sowie die Möglichkeit der engmaschigen Begleitung der Notlage.

Entsprechend kann das niedrigschwellige unterstützende Gespräch sich darauf fokussieren, verfügbare oder erreichbare Ressourcen zu erörtern, die möglichst direkt dem Menschen in der Krise eine erste Entlastung, idealiter mit anknüpfender Hilfeleistung vor Ort, gewährleisten sollen. Nachfragen, ob in der Vergangenheit schon einmal eine ähnliche suizidale Krise bestanden hat und wie zu diesem Zeitpunkt damit umgegangen wurde, können sinnvoll sein: Die Tatsache, dass die Anrufende gerade jetzt am Telefon ist, zeigt ja, dass zumindest etwas den Suizid Verhinderndes vorhanden war oder durchgeführt wurde. Daran anschließen können sich Fragen, inwiefern die damaligen Interventionen und Unterstützungsmöglichkeiten auch in dieser aktuellen Krisensituation nutzbar sind oder gemacht werden können.

Einen eigenen Wert stellt in einer solchen Krisensituation auch die Aufrechterhaltung und Fortführung des Gespräches selbst dar – die Tatsache, dass der Anrufende im Gespräch bleibt und detaillierter erzählt, bedeutet, dass er sich in dieser Zeit nicht der Fortführung suizidaler Pläne widmet und einen Grad an Diskussionsbereitschaft zeigt. Anregungen, die das Gespräch verlängern und vertiefen, wie beispielsweise, zu fragen, ob sich die Anruferin nicht hinsetzen oder etwas zu trinken holen wolle (vgl. Sonneck 2000, S. 90), sowie mit offenen Fragen einen Erzählfluss zu den Hintergründen der Krisensituation zu generieren, können hilfreich sein. Entgegen der gelegentlich geäußerten Behauptung, man könne einen Menschen mit Suizidabsicht von dieser letztendlich nicht mehr abbringen, ist zu betonen, dass eine solche Absicht keineswegs unvermeidlich in einen Suizidversuch mündet (vgl. a. a. O., S. 164).

Es liegt nahe, dass gerade hier vermieden werden sollte, die berichteten Leiden und Probleme kleinzureden sowie die Themen Tod und Suizid zu Tabuthemen zu machen, denn das implizierte, sie seien zu furchtbar, als dass über sie gesprochen werden könnte (vgl. Yalom 2002, S. 137) und gibt damit kontraproduktive Signale an Hilfesuchende. Hilfe kann bei Suizidalität nicht angenommen werden, wenn der suizidalen Person latent bedeutet wird, zu diesem existenziellen Thema lieber zu schweigen. Es sollte ferner ebenfalls vermieden werden, verharmlosende und beschönigende Begriffe für die Phänomene des Selbstmordes zu verwenden – denn auch dies kann suggerieren, dass der Berater das Thema lieber vermeiden würde (vgl. Sonneck 2000, S. 90). Daher ist es durchaus angemessen, den Anrufer direkt zu fragen, wie konkret seine Suizidpläne zu diesem Zeitpunkt sind. Je detaillierter eine Person Auskunft über ihren geplanten Suizid gibt, desto akuter, so muss vermutet werden, ist die Suizidgefahr.

Eine auch am Telefon anwendbare Intervention ist, dem Anrufer zu bedenken zu geben, dass bei einem erfolgten Selbstmord dieses Leben unveränderbar vorbei sein wird – unabhängig von den jeweiligen individuellen Vorstellungen von Tod und Nachwelt. Der Tod ist Endpunkt individueller menschlicher Existenz, Negation aller menschlichen Möglichkeiten (vgl. Sartre 1994, S. 923). Dieses Leben wird nicht mehr da sein, und dieser Mensch wird nicht mehr erfahren können, ob sich an der Krisensituation doch noch etwas hätte ändern lassen, ob Linderung und Verbesserung erreichbar gewesen wären.

Abhängig von Beratungskontext und -umständen kann im Falle einer suizidalen Krise eine stationäre Unterbringung auch gegen den Willen der betroffenen

Person notwendig werden (vgl. Möller et al. 2009, S. 401), was sich für eine Fachkraft an einem anonymen Beratungstelefon anders auswirkt als für eine, die zusätzlich zu Beratungsgesprächen vor Ort noch telefonische Beratung mit namentlich bekannten Klientinnen durchführt. Deshalb ist jeder Beratungsstelle dringlichst eine strukturelle Klärung zu empfehlen, wie aus rechtlicher und institutioneller Sicht mit dem Thema Suizidalität im Rahmen des Beratungsangebotes umgegangen werden soll. Unter Umständen kann aus Kontextinformationen auch bei einem anonymen Gespräch der Aufenthaltsort der Anrufenden eingegrenzt werden, und dann müssen Fachkräfte eines Beratungstelefons die Entscheidung treffen, auch gegen den Willen der betroffenen Person einen Notdienst zu benachrichtigen. Während eine Vielfalt der Vorgehensweisen im Beratungsteam häufig bereichernd sein kann, zählt der Umgang mit Suizidalität am Telefon zu den Bereichen, in denen möglichst konsistente und einheitliche Interventionen für das Beratungsteam und für die Anrufenden von Vorteil sind. Wichtige Hintergrundinformationen wie Notdienste und aufnehmende Kliniken oder auch Telefon- und Internetkontakte, die sich direkt an suizidale Menschen richten, sollten im Vorfeld allen Fachkräften zur Verfügung gestellt werden.

Letztlich darf bei all dem nicht vergessen werden, dass es in keiner Beratung und Therapie in Krisensituationen eine absolute Sicherheit gibt, Suizid verhindern zu können (vgl. Noyon und Heidenreich 2012, S. 194). Ein Engagement der Beratenden, bei der Findung von Alternativen für die Anrufenden behilflich sein zu wollen, kann sich positiv auswirken – muss gleichwohl dort eine Einschränkung finden, wo professionelle Grenzen überschritten werden. Eine Beraterin kann nicht zu einer übermenschlichen Retterin werden.

4.3 Umgang mit Aggressionen und Konflikten

Menschen in Krisensituationen können in Telefongesprächen von Erlebnissen berichten, die sie in Wut gebracht und/oder enttäuscht haben. Diese Gefühle können dann im Gespräch akut in den Vordergrund rücken. Hierbei ist zunächst wichtig, zu bedenken, dass bei vielen Personen, die an Traumafolgestörungen leiden, Verärgerung und Reizbarkeit zu den vorhandenen Symptomen gehören (vgl. Ehring und Ehlers 2012, S. 16 f.).

Diese aktuellen Gefühle sollten im Gespräch nicht in der Hoffnung ignoriert werden, sie irgendwie umschiffen zu können. Stattdessen kann mittels des bereits geschilderten Verbalisierens die Verärgerung bzw. Gereiztheit direkt zum Thema gemacht und es können Hintergründe erfragt werden. So möglich, können in der Vergangenheit hilfreiche Umgangsweisen mit diesem Zustand besprochen werden. Teilweise mag eines der Hauptanliegen des Anrufs aber auch schlechthin darin bestehen, diesen negativen Emotionen Luft zu machen, also ein „Ventil" dafür zu haben. Die Aufgabe für die Beraterin besteht dann unter anderem darin, die Äußerung dieser Gefühle anzunehmen, auszuhalten und nicht zu tabuisieren. Daher ist es von Bedeutung, über das aktuelle Gespräch hinausgehende Möglichkeiten zu erörtern, d. h. welchen weiteren Personen und/oder Einrichtungen der Anrufer diese Gefühle mitteilen kann, um für die eigene Entlastung zu sorgen – dies können empathische Personen aus dem sozialen Umfeld sein ebenso wie geeignete Beratungsstellen vor Ort.

Aus unterschiedlichen Gründen kann es allerdings ebenfalls zu Abwertungen des Beraters im Rahmen des Telefongesprächs kommen. Vielleicht werden Enttäuschung über vermutete mangelnde Empathie, über unzureichende Hilfeangebote oder ganz generell Zweifel an der Kompetenz der Beraterin geäußert. Diese Abwertungen können als beleidigend, ehrverletzend oder ärgerlich empfunden werden. Es ist in solchen Fällen angemessen, sich zu vergegenwärtigen, dass sie primär in ihrer Rolle als Beraterin oder Therapeut angesprochen wird: denn selbst eine allumfassende Abwertung wird durch das aktuelle Gespräch hervorgerufen (vgl. Noyon und Heidenreich 2013, S. 37). Nun fließen sicherlich Elemente der eigenen Persönlichkeit in die individuelle professionelle Haltung als Beraterin ein, denn ansonsten wäre die beraterische Rolle von Inauthentizität geprägt. Dennoch ist der Mensch in seiner Komplexität immer mehr als dieser Berater in dieser Situation. Er wird nicht als gesamtes Individuum entwertet – viele Seiten seiner Persönlichkeit und seines Privatlebens entziehen sich der Beratungssituation und gehen weit über diese hinaus. Das heißt allerdings nicht, dass der Berater sich nicht so *fühlen* kann, als würde er in seiner Gesamtheit abgewertet. Aus diesem Grund ist es wichtig, sich die oben benannte Differenzierung zwischen der Zuspitzung im Rahmen der professionellen Rolle und der über diese Rolle hinausgehende Komplexität der gesamten Person ins Gedächtnis zu rufen.

Die wahrgenommenen Aggressionen können von der Beraterin direkt angesprochen werden (vgl. ebd.), um eine schwelende Unzufriedenheit nicht unterschwellig das Gespräch dominieren zu lassen. Häufig wird dann durch das Ansprechen deutlich, dass nicht der Berater als Mensch abgewertet werden soll, sondern Sorge, Unzufriedenheit, Frustration usw. sich in *dieser* Situation äußern und gegenüber *dieser* beratenden Person inszenieren. In einer Reihe von Fällen summiert sich eine aufgebaute Enttäuschung über nicht ausreichende Hilfsangebote im aktuellen Gespräch, und es zeigt sich, dass gewissermaßen eine kumulierte negative Stimmung nun diesen Berater trifft. Wenn es möglich ist, kann vonseiten der Fachkraft versucht werden, zwischen dem aggressiven Affekt und der Bindung dieser Aggressionen an die Fachkraft eine Differenzierung vorzunehmen. Von letzterem sollte man sich abgrenzen, Ersteres kann inhaltlich aufgenommen und besprochen werden.

Allerdings gibt es auch Gespräche, in denen in umfassenderem Maße Beleidigungen und Abwertungen ausgesprochen werden. Hier ist selbstverständlich jede Situation individuell zu bewerten, doch gibt es Zuspitzungen, in denen eine Fortführung der Beratung nicht mehr akzeptabel erscheint, selbst, wenn die Not der Anrufenden, die ihren Beitrag zu dieser Zuspitzung leisten mag, berücksichtigt wird. Eine Intervention, die die Grenzverletzung benennt und unter Absehen von einem Abgleiten in gegenseitige Abwertungen sich darum bemüht, das Gespräch zur eigentlichen Thematik zurückzuführen, kann gewissermaßen als „Stoppschild" fungieren (vgl. Schienle und Steinborn 2016, S. 38). Denkbar ist dabei etwa eine Formulierung wie „Eine solche Abwertung hilft uns beiden in dieser Situation/in diesem Gespräch nicht weiter. Ich schlage vor, dass wir versuchen, gemeinsam zu schauen, was wirklich für Sie in dieser Lage hilfreich sein könnte." Jede Beraterin sollte natürlich reflektieren, welche Art von Formulierung der eigenen (Beratungs-)Persönlichkeit am besten entspricht. Exemplarische Formulierungen können im Team bei Bedarf besprochen und als Sprachregelung vereinbart werden.

Sollten hingegen wiederholte Grenzverletzungen auftreten, so bedarf es eines Selbstschutzes der Beraterin, indem angekündigt wird, das Gespräch bei weiteren Abwertungen abzubrechen. Dieser Abbruch sollte dann der Ankündigung entsprechend umgesetzt werden, falls sich das Gespräch nicht in konstruktivere Bahnen lenken lässt. Das kann die Beraterin schlicht mit den Worten „Ich werde jetzt auflegen" einleiten.

Nun könnte man argumentieren, dass Notlagen von Menschen diese dazu führen können, in Beratungsgesprächen aggressiver und ungeduldiger zu werden, weil ein großer innerer Druck sich Luft macht. Doch auch wenn bedacht wird, dass die Beraterin als Mensch in der Gesamtheit damit meist nicht direkt gemeint ist, gibt es Grenzen, die jede Fachkraft für sich generell und situativ – idealiter auch unter Zuhilfenahme von Supervision und Intervision – ausloten und befolgen sollte. Wichtig ist es, in einem Team von Fachkräften hierüber grundsätzliche Übereinstimmung zu erzielen. Denn es kann vorkommen, dass Anrufende nach einem Gesprächsabbruch durch die eine Fachkraft erneut anrufen und, sofern sie (z. B. durch die Zuweisung aufgrund technischer Einstellungen eines mit mehreren Personen besetzten Beratungstelefons) mit einem anderen Berater verbunden werden sollten, die Fachperson, die das Gespräch beendet hatte, dem nächsten Berater gegenüber weiter abwerten, hingegen aber die aktuelle Fachkraft aufwerten, etwa mit Worten wie „Sie sind ja viel verständnisvoller, nicht so wie Ihre Kollegin“ oder Vergleichbarem. Auf solche (oft auch nicht bewussten) Spaltungsversuche sollte man sich nicht einlassen. Zwei Varianten erscheinen hier ratsam: Ist ein Fokus auf das Anliegen der Anrufenden möglich, so sollte der Blick auch hierauf gerichtet werden. Wenn das nicht möglich ist, oder der kollegiale Austausch ergeben hat, dass die abwertenden Äußerungen im vorangegangenen Gespräch als zu sehr grenzverletzend eingeschätzt wurden, so sollte im Sinne einer einheitlicheren Herangehensweise und eines professionellen Selbstverständnisses auch dieses Gespräch mit dem Hinweis auf die deutlichen Abwertungen und deren Unangemessenheit beendet werden.

Was Sie aus diesem *essential* mitnehmen können

- Telefonische Beratung ist eine besondere Form von Beratung und Krisenintervention, weil sie auf die Informationen des akustischen Sinneskanals reduziert ist.
- In der telefonischen Beratung kann Unterstützung im Ausdruck und Umgang mit der emotionalen Lage während einer Krisensituation geleistet werden.
- Durch eine Gesprächsführung, die die Krisensituationen ernst nimmt, aber auch den Blick auf die Ressourcen richtet, ist es möglich, neue Handlungsmöglichkeiten mit Anrufenden zu erörtern.
- Für stark belastete und traumatisierte Anrufende am Telefon ist es häufig hilfreich, wenn ihre Aufmerksamkeit auf die gegenwärtige, sichere Situation zurückgelenkt wird.
- Viele Anrufende in Krisensituationen können durch telefonische Beratung Unterstützung erhalten, um sich an Beratungsangebote in ihrer Nähe zu wenden.

C. H. Sötemann, *Telefonische Beratung in Krisensituationen*, essentials,
https://doi.org/10.1007/978-3-658-24566-5

Literatur

Bamberger, G. (2001). *Lösungsorientierte Beratung* (2. Aufl.). Weinheim: Beltz PVU.

Becher, E., & Sedlacek, K.-D. (Hrsg.). (2017). *Ist echte Erkenntnis möglich? Einführung in die Erkenntnistheorie*. Norderstedt: BoD.

Caby, F., & Caby, A. (2009). *Die kleine Psychotherapeutische Schatzkiste*. Dortmund: Borgmann.

Crisand, E., & Crisand, M. (2007). *Psychologie der Gesprächsführung* (8. Aufl.). Frankfurt/Main: Verlag Recht und Wirtschaft.

De Shazer, S. (1988). *Clues: Investigating Solutions in Brief Therapy*. New York: W. W. Norton.

Ehring, T., & Ehlers, A. (2012). *Ratgeber Trauma und Posttraumatische Belastungsstörung*. Göttingen: Hogrefe.

Freud, S. (1913). Das Unbewußte. In A. Freud, E. Bibring, W. Hoffer, E. Kris, & O. Isakower (Hrsg.), *Gesammelte Werke, Band X – Werke aus den Jahren 1913–1917* (S. 264–303). Frankfurt/Main: Fischer.

Glasersfeld, E. v. (1997). *Radikaler Konstruktivismus. Ideen, Ergebnisse, Probleme*. Frankfurt/Main: Suhrkamp.

Gräbener, J. (2013). *Umgang mit traumatisierten Patienten*. Köln: Psychiatrie Verlag.

Huber, M. (2015). *Der geborgene Ort*. Paderborn: Junfermann.

Hornschuh, J. (1995). Telefonisch vermittelte Kommunikation. In J. Wieners (Hrsg.), *Handbuch der Telefonseelsorge* (S. 125–139). Göttingen: Vandenhoeck & Ruprecht.

Kanitz, A. v. (2009). *Gesprächstechniken* (3. Aufl.). Planegg: Haufe.

Kant, I. (1974). *Kritik der reinen Vernunft 1*. Frankfurt/Main: Suhrkamp.

Kerger-Ladleif, C. (2012). *Kinder beschützen! Sexueller Missbrauch – Eine Orientierung für Mütter und Väter.* Köln: mebes & noack.

Klein, R., & Kannicht, A. (2009). *Einführung in die Praxis der systemischen Therapie und Beratung* (2. Aufl.). Heidelberg: Carl-Auer.

Laplanche, J., & Pontalis, J.-B. (1999). *Das Vokabular der Psychoanalyse* (15. Aufl.). Frankfurt/Main: Suhrkamp.

Ludewig, K. (2005). *Einführung in die theoretischen Grundlagen der systemischen Therapie*. Heidelberg: Carl-Auer.

May, R. (1982). *Antwort auf die Angst*. Stuttgart: DVA.

Möller, H.-J., Laux, G., & Deister, A. (2009). *Psychiatrie und Psychotherapie* (4. Aufl.). Stuttgart: Thieme.

C. H. Sötemann, *Telefonische Beratung in Krisensituationen*, essentials,
https://doi.org/10.1007/978-3-658-24566-5

Noyon, A., & Heidenreich, T. (2012). *Existenzielle Perspektiven in Psychotherapie und Beratung*. Weinheim: Beltz.

Noyon, A., & Heidenreich, T. (2013). *Schwierige Situationen in Therapie und Beratung* (2. Aufl.). Weinheim: Beltz.

Pörksen, B. (2008). *Die Gewissheit der Ungewissheit* (2. Aufl.). Heidelberg: Carl-Auer.

Prior, M. (2002). *MiniMax-Interventionen* (2. Aufl.). Heidelberg: Carl-Auer.

Rau, H., & Pauli, P. (2004). *Medizinische Psychologie/Medizinische Soziologie systematisch* (2. Aufl.). Bremen: UNI-MED.

Rogers, C. R. (1985). *Therapeut und Klient. Grundlagen der Gesprächspsychotherapie*. Frankfurt/Main: Fischer.

Roudinescu, E., & Plon, M. (2004). *Wörterbuch der Psychoanalyse*. Wien: Springer.

Sartre, J.-P. (1994). Das Sein und das Nichts. In: J.-P. Sartre (Hrsg.), *Gesammelte Werke. Philosophische Schriften I: Bd. 3*. Reinbek: Rowohlt.

Schienle, W., & Steinborn, A. (2016). *Psychologisches Konfliktmanagement*. Wiesbaden: Springer.

Schlippe, A. v., & Schweitzer, J. (2003). *Lehrbuch der systemischen Therapie und Beratung* (9. Aufl.). Göttingen: Vandenhoeck & Ruprecht.

Schopenhauer, A. (1988). *Die Welt als Wille und Vorstellung I*. Zürich: Haffmanns.

Schraml, W. J. (1969). *Abriß der Klinischen Psychologie*. Stuttgart: Kohlhammer.

Schwing, R., & Fryszer, A. (2007). *Systemisches Handwerk. Werkzeug für die Praxis* (2. Aufl.). Göttingen: Vandenhoeck & Ruprecht.

Searle, J. R. (2006). *Geist. Eine Einführung*. Frankfurt/Main: Suhrkamp.

Seidlitz, H., & Theiss, D. (2016). *Ressourcenorientierte Gesprächsführung am Telefon und bei niedrigschwelligen Kontakten* (4. Aufl.). Dortmund: Borgmann Media.

Sonneck, G. (2000). *Krisenintervention und Suizidverhütung*. Wien: Facultas.

Stefanowitsch, A. (2018). *Eine Frage der Moral. Warum wir politisch korrekte Sprache brauchen*. Berlin: Duden.

Steinebach, C. (2006). Beratung und Psychologie. In C. Steinebach (Hrsg.), *Handbuch Psychologische Beratung* (S. 11–34). Stuttgart: Klett-Cotta.

Watzlawick, P., Beavin, J. H., & Jackson, D. D. (2007). *Menschliche Kommunikation* (11. Aufl.). Bern: Hans Huber.

Yalom, I. D. (1989). *Existentielle Psychotherapie*. Köln: Edition Humanistische Psychologie.

Yalom, I. D. (1998). *Die rote Couch*. München: btb.

Yalom, I. D. (2002). *Der Panama-Hut*. München: btb.